神楽の舞から生まれた
「かぐらサイズ」

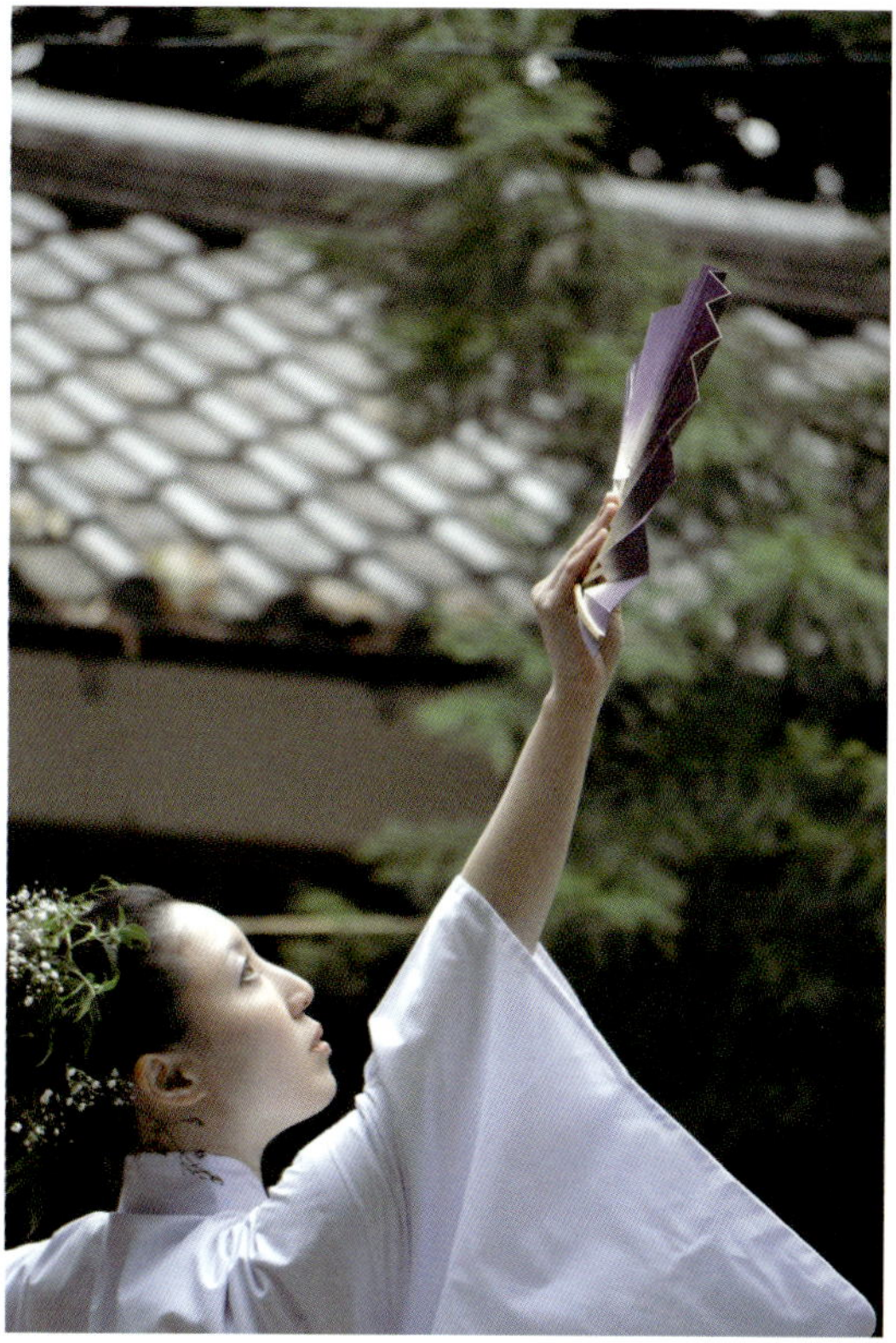

kaguracise

沙羅葉《さらは》著

今日の話題社

はじめに

この本は、日本古来の神楽舞《かぐらまい》の動きを基にした、古くて新しいボディワークをお伝えするものです。

私の師匠、東伯師《とうはくし》が宗家である太礼神楽《たいれいかぐら》は、お腹のあたりにあるマニ（丹田《たんでん》）に「愛氣《あいき》」という「天地自然に満ちる愛和の生命エネルギー」を取り入れて、その見えない力を自在に使うことによって生きる調和、和合の道です。

過去からの叡智《えいち》がいっぱい詰まった太礼神楽の動きを、現代人の心身の美と健康の為に活かしたいと出来上がったのが、簡単だけれど奥深い「かぐらサイズ」という基礎エクササイズです。

「かぐらサイズ」が目指すのは、「マニボディ」という理想の体。お腹のところにあるマニ（丹田）を活性化し、体の内側から和《やわ》らいで健康になること。「マニボディ」とは、腹部のマニ（丹田）が練《ね》られた体のことで、ストレスの多い現代人の低下した「生命エネルギー」を復活させた理想体が「マニボディ」なのです。

長年勤めた企業を辞めた時に縁あって東伯師に出会い、この修法が出来上がる過程から私は師の後を歩いてきました。そして、自分自身が実感した「かぐらサイズ」の効果をもっと多くの方に知ってもらいたいと願い、日常生活の中で取り入れていただきたいワークを特に「マニボディワーク」として抜き出し、この本で解説させていただくことになりました。

心と体で感じるしなやかさと美しさ、肌の張りと生活の張り、生命力と人生のパワーアップを目指して、誰でもどこでも、いつからでも始められます。ぜひ、実践してみてください。

注1：太礼神楽とは、太礼範愛氣和道神楽伎流の略号。かつて東伯師が京都伏見の稲荷山で遭遇した白翁老と呼ぶ霊人から、心眼を通じ数年に渡って直伝された、天地和合（見えない世界と見える世界の統合調和）の心身のあり方を練氣練丹法を中心に置いた玄能（深遠で霊妙な動き）に基づく神仙の技と神楽の舞をもって修める道をいう。

注2：この本には、表紙、ワーク解説の章以外にも教室風景や神楽祭礼時など、太礼社中、「かぐらサイズ」教室練生《れんせい》達の舞う写真を豊富に掲載いたしました。

目次

第5章　日常の心がけでマニボディを作る！

表紙・第4章　写真モデル：月篠（太礼社中）
撮影：市竹裕

第１章

神楽舞に秘められた癒しと復活のパワー

～ふるへゆらゆら～

あなたのお腹のあたりは、あたたかい力で満たされていますか？
神楽舞の動きを取り入れたマニボディワークには、
美しい日本の流れからの復活パワーが込められています。

アマテラス復活のパワー、神楽舞《かぐらまい》！

皆さんは「神楽」というと何を思い起こしますか。

一般に「神楽」とは、

「神をまつるために奏する歌舞。または民間神事芸能のひとつ。各地の神社で祭礼の折などにおこなわれる舞・囃子のこと。巫女神楽・出雲神楽・伊勢神楽・獅子神楽などに分類される」とされています。

古来日本では、自然のすべてが神でした。その神々に拝する場所として神社が出来て、そこで神々に捧げたのが神楽舞。けれど実際は神楽舞の方が先にありました。その起源としては、日本神話の中の有名な話で、岩戸にお隠れになったアマテラスさまをそこからお出しする際に、アメノウズメさまが岩戸の前で舞ったのが始まりとされています。

太陽の女神であるアマテラスさまが岩戸にお隠れになり、その岩戸から様々な神々のご尽力で戻られると、世の中にも光が戻った・・・これが「岩戸開き」の神話で「その岩戸開きに最も功績のあったのは、ウズメという女神さまの舞であった」

太礼神楽では、このような神話から深い意味を読み解きます。特に岩戸開きの神話には大変、暗示的な深い意味が込められています。光り輝く女神さまを復活させたのは、ウズメ、渦目《うずめ》というもう一人の女神さまの回転する舞だった、ということに隠された奥深い意味・・・

この「神楽舞」に秘められた復活のパワーを、今に蘇らせて人々の癒しや生命エネルギーの復活に役立てたい、これが「かぐらサイズ」というエクササイズ誕生の原点となりました。

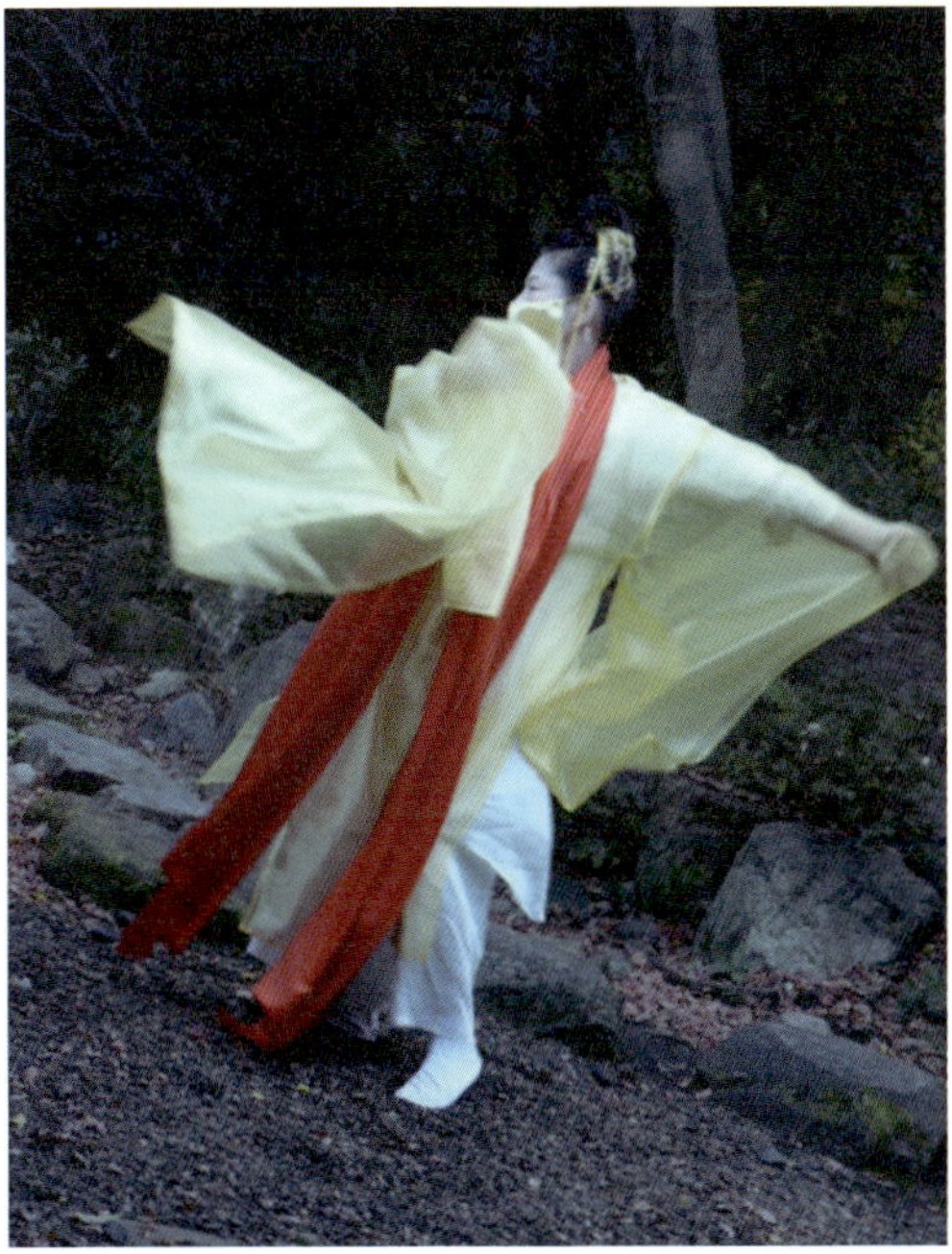

蹴上（京都）

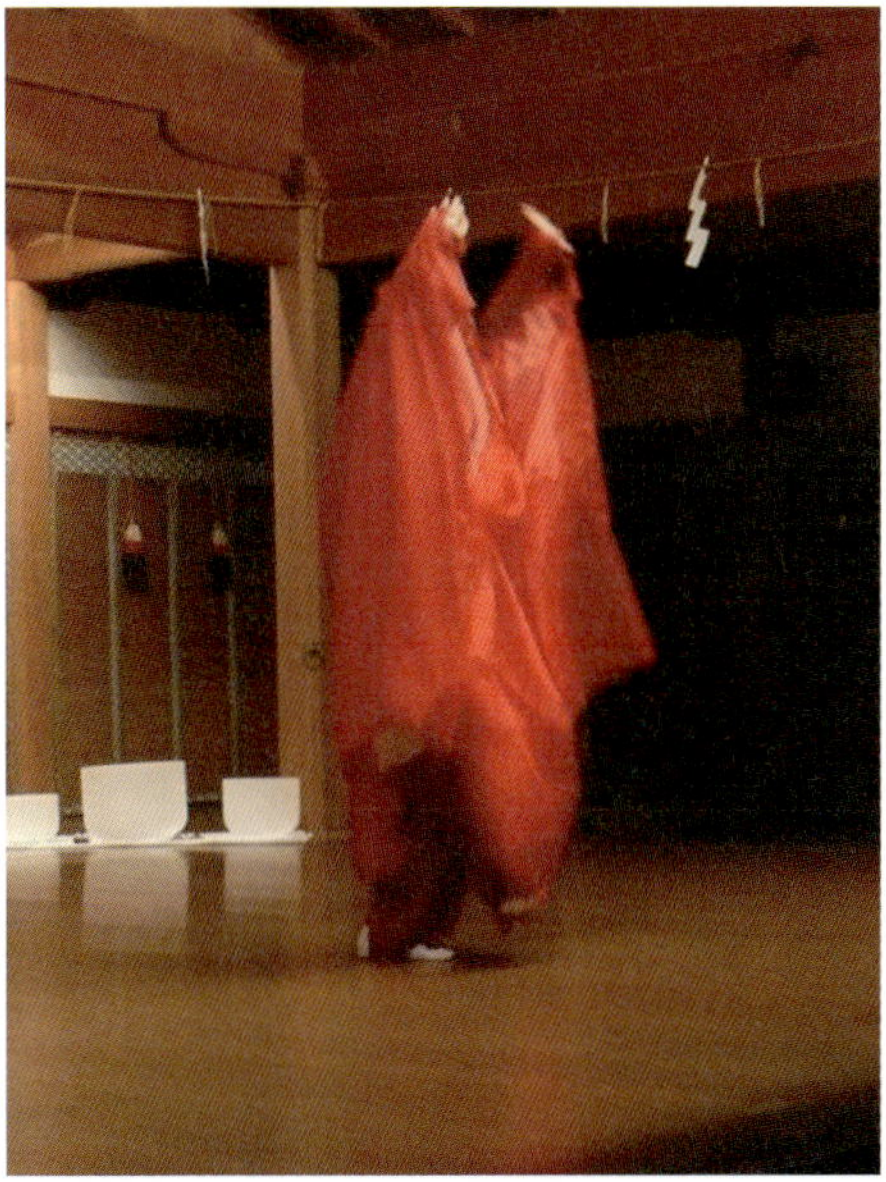

天河大弁財天社（天川）

さて、現代の神楽においては、神社でのご祈祷の際に巫女さんが優美な衣装で舞う「巫女神楽《みこかぐら》」があります。

また別の流れとして「出雲神楽《いずもかぐら》」や「石見神楽《いわみかぐら》」の神話劇が若い方に人気のようです。こちらは勇壮にスサノオのヤマタノオロチ退治が繰り広げられたりします。夜を徹しておこなわれる郷土の夜神楽《よかぐら》をなつかしく思い出される方もおられるかもしれません。

太礼神楽はそのような神社系統のどの神楽にも属さない舞ですが、「かぐらサイズ」教室では、神楽舞に古神道、古仙術などのエッセンスを加えて生まれた基礎の舞とボディワークのメソッドを持っています。

それは、ただ体を動かすだけのワークではなく、心と舞の動きの先にある優美でおおらかな調和の世界を垣間見つつ、それがパワーとなって、私たちの生命エネルギーを活性化するメソッドなのです。

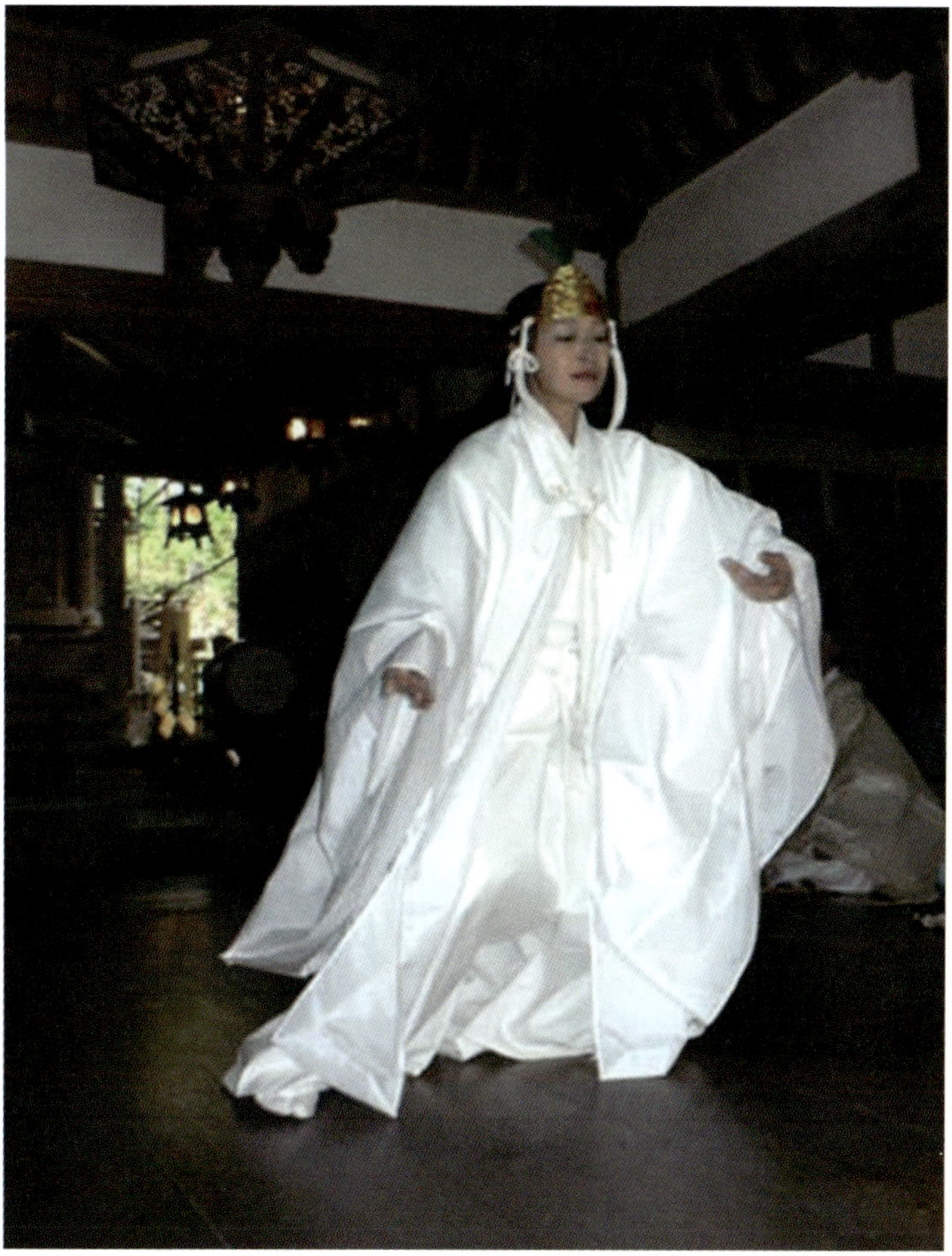

倭文神社（丹後）

生命力とお腹のあたりの強い力

突然ですが、あなたの「命」は生き生きと燃えていますか？

いきなりのこんな質問に、「何、それ？」って思われたら、ごめんなさい。「命」や「生命力」、ましてや「生命エネルギー」って聞くと、唐突に感じるかもしれません。でもこの本には、そんな言葉が満載です。

この本の目的として、日常の簡単なボディワークによって皆さんが健康になるだけでなく、天女のようにもなっていただきたいという思いがあるのですが、その優美さや健康の元には、「生命エネルギー」という私たちが生きている根幹の力があるというのがこの本の前提です。

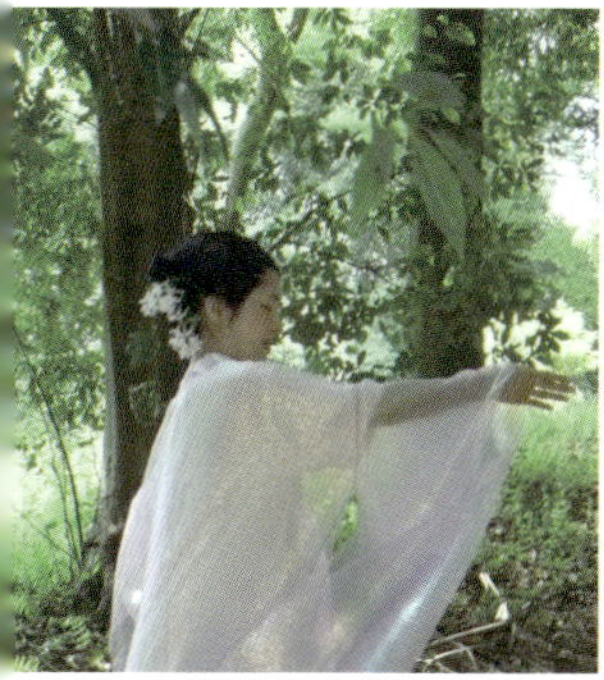

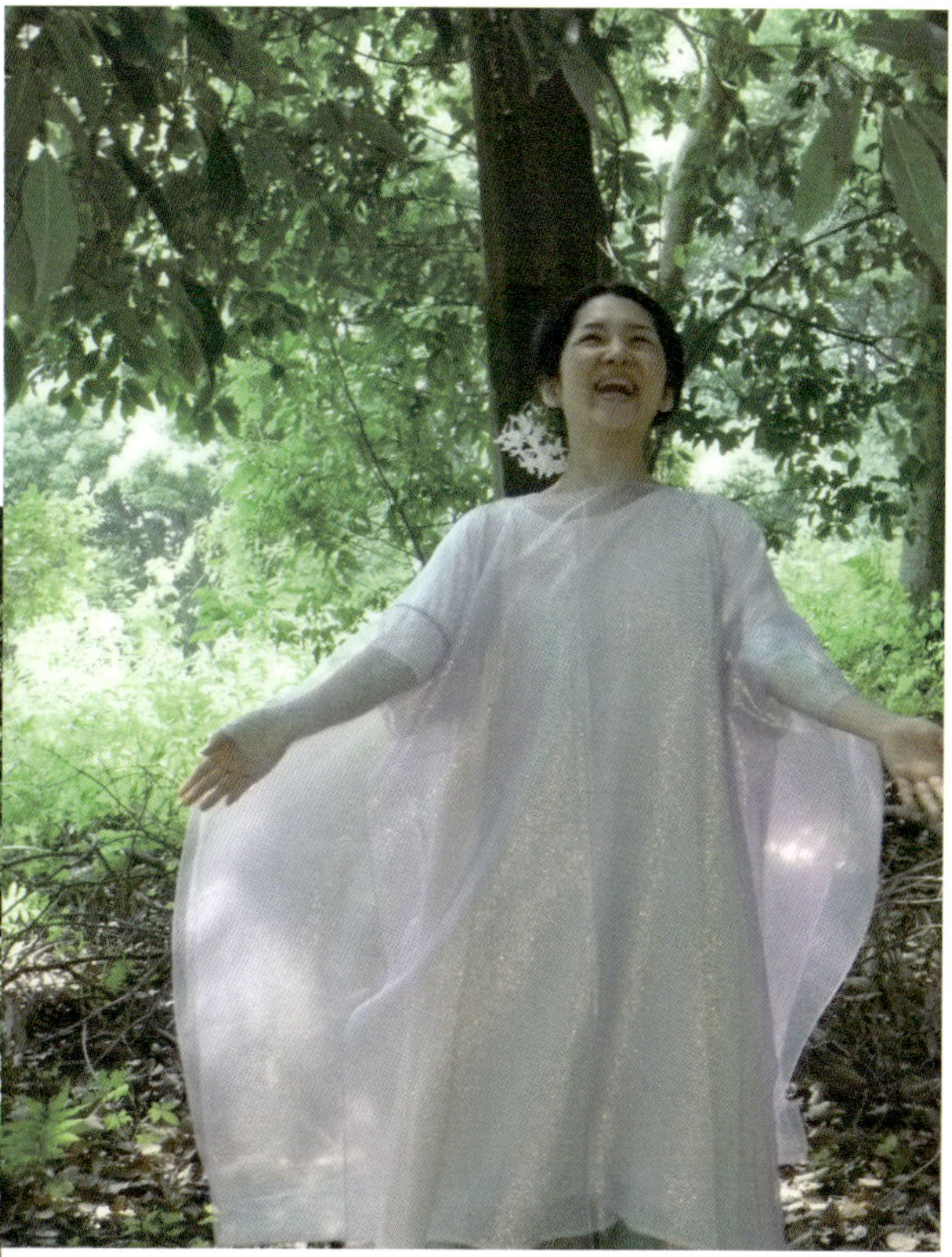

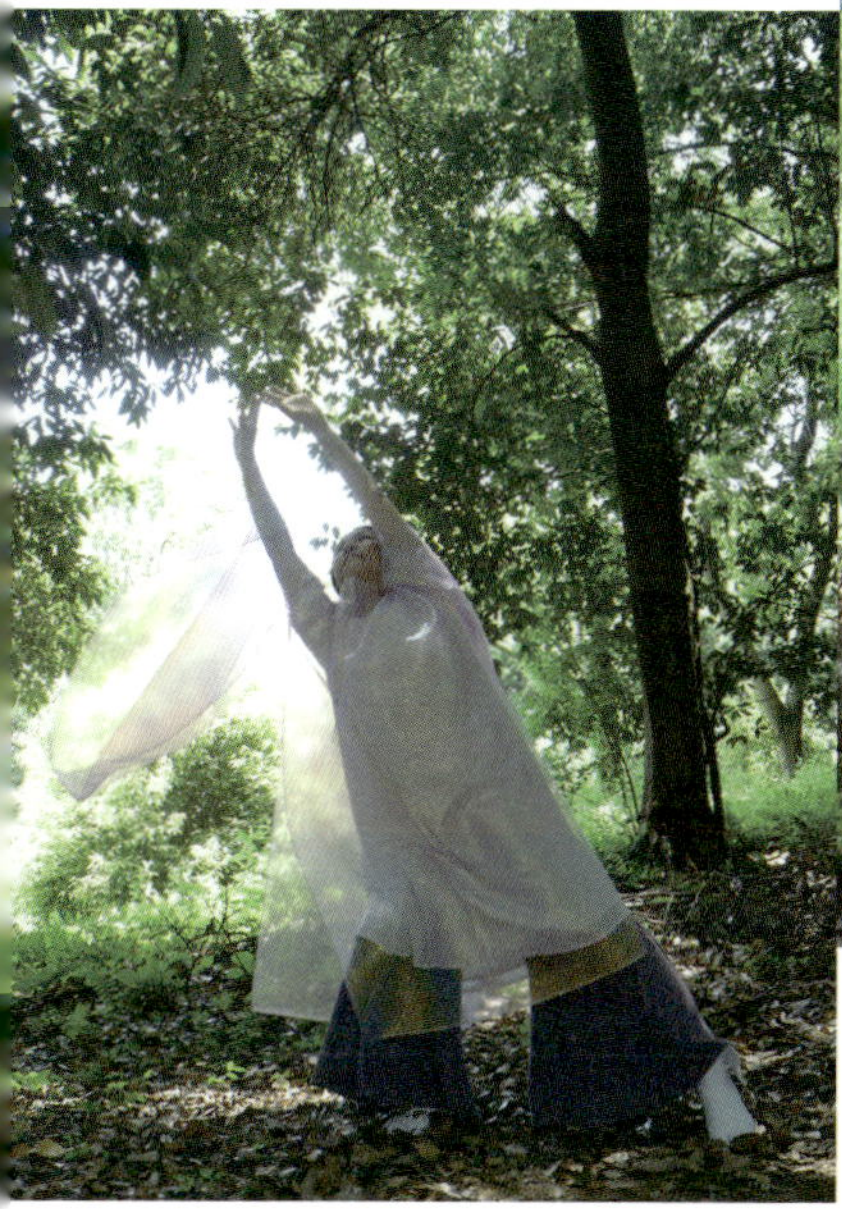

甘樫丘（明日香）

もともと人間には生きるための力が備わっています。それを「生命エネルギー」と呼びます。「生命エネルギー」が生き生きと活性化していることが健康体と考えます。

ところが、現代社会に生きる私たちの「生命エネルギー」は、とても弱くなりました。安全で安心に住める国に発展した日本では医療や薬の制度も発展し、すぐに手厚い治療が受けられる社会となりましたが、その逆作用で、私たちの「生きる力」は、いわば過保護の状態に陥り低下してしまったのです。

一般的に(万歩計をつけて1日の歩数をチェックし伸ばそうとしている人以外は)、現代の日本人は昔に比べて歩きません。これがまず下半身の弱さを生みました。また頭脳労働が増えて家事も楽になっての慢性運動不足。下半身が弱くなったのに合わせて全身の筋力の低下です。そして、筋力の低下は、腸の働きの低下を招きます。

あなたも思い当たりませんか？　私も典型的な運動不足の人でした。また便秘がちで、腸の動きも悪かったのです。

体の悪循環に加えて、現代社会はストレス社会。体の不調は心の不調も呼び込みます。

これは私が企業でカウンセリングの仕事をしていて感じることなのですが、心の不調から回復しにくい人は、運動不足と、お腹のあたりの力の無さが共通していきます。人間関係がうまくいかなくなったきっかけの時とか、人にイラッとくる時は、心の不調より先に、体の疲れがある時のように思われます。

そういう時には「生命エネルギー」が低下していて、そこから、さまざまな不調の悪循環が起こってきます。

このように、「生命エネルギー」は、もともと人が生きる力として持っていて、その量の変化が生活の質にまで関係してくる大いなる活力です。それが低下していく過程で起こる様々な不調。そのような不調に陥らないようにするために「生命エネルギー」を蘇らせ、活性化していくこと、それが「かぐらサイズ」の大きな目標なのです。

「生命力エネルギーが生き生きと輝いていると健康なばかりでなく、生活に張りも生まれ、それが肌の色ツヤの良さから人間の輝き、人生の輝きにつながって、幸運も呼び込むという善循環になってくる」このようでありたいですね？

その「生命エネルギー」を生み出すコアは、お腹のあたり、マニ（丹田）にあるというのは日本古来の考え方と共通することでした。日本人は、お腹が最も大切なところだと早くから知っていたのでしょう。「腹を据《す》える」「腹をくくる」というような言葉があって、重要な決断はお腹でするという民族でした。命を断つ「切腹」

も日本式です。こういう言葉からも、もともと日本人が持つ体の感性の良さを知ることが出来ます。

それが現代では、「キレる」「ムカつく」という言葉が使われるようになりました。「キレる」のは頭、「ムカつく」のは胸であって、それは「腹がたつ」という言葉で表現してきたこと、つまりお腹で感じてきた怒りが、胸や頭に上がってしまった、これもお腹の力が弱くなっていることの証明だと考えることが出来ます。そこで「かぐらサイズ」では「現代人の上がった氣を下におろす運動が必要」とし、「丹田」や「すり足」など、日本古来の考えや動きを現代の運動法に蘇らせることになったのです。

このような考えを基に「かぐらサイズ」では、特にお腹のあたりを意識して体を動かします。それはまず血流を良くし、その積み重ねで筋力や体温のアップ、それによる体力、気力のアップまでを可能にしていきます。

血流の良さや腸の動きの良さは、肌の張りや美しさに、先には万病の予防にもつながってくるということは、今や多くのところで実証されているとおりですが、ではその方法は？となると、サプリメントや健康食品の紹介など、他者からの援助方法が多いのが現状ではないでしょうか？「かぐらサイズ」はそこに、自分で体を動かすこと、というボディワークの道を開きました。

このような「かぐらサイズ」の「マニボディワーク」について、単なる運動法を超えた「生命エネルギー」の活性法としてこれからお伝えしていきます。

聖なるパワーは自分のなかに

最近の日本では、パワースポットブームということで、神社に参拝する若い方も増えました。神社は自然と頭を下げて真摯《しんし》に手を合わせるところ。そういう意識が日本人の中には残っているようです。そして何かが呼び覚まされるところ。そのような聖地が至るところにある日本は、やはり魂の国なのだと思います。

子供の頃から神社を、私はなんとなく日本人の魂の場所だと捉えていたのですが、と言って、たびたび神社参拝をするわけでもありませんでした。いわゆる普通の「お正月三が日には神社派」でした。

魂や体に興味を持ち勉強を始めた頃、私は、本来、神社とは願いごとをするところではなく、そこで静かに「清まったその場」の感覚を感じることで、自分の中を整えてくれ、それがひいては元気回復にもつながるところなのではないかと思い始めました。パワースポットとは、「神さまがおられるところだから」というのではなく、昔から「清い場」とされたところには見えない力があって、清い場はそこに行くだけで、心も体も回復させるところだと考えるようになったのです。

太礼神楽を習ってからは、聖地にただ行くだけ、ただそこにいるだけではだめで、そこで感じることが大切だとわかりました。パワーは、もらおうと思っても、もらえない、自分でみつけるものだということを教えられたのです。

もともと神社は、山やきれいな水の近くや土地の氣の良いところに建てられ、そこに神さまがお祀《まつ》りされ、鎮守《ちんじゅ》の杜《もり》と言われるように古い木々に守られ、神主さんが日々、掃除と祝詞《のりと》で清められている場所で、だからこそ、聖地とされるところが多いのですが、大切にされていないところでは、そのパワーも落ちてしまっている場合があります。そういうことも自分で感知しないとなりません。

また、清いところで真摯に手を合わす、その時間が重要なのですが、それはその場に行かなくてもいつでも大切なこととなります。

本来の神社にあるような清々しさを自らの中にみつけて、自分の体の中に自分で聖なる力を満たす・・・パワーは神さまや特定の人や物からもらうものでなく、自

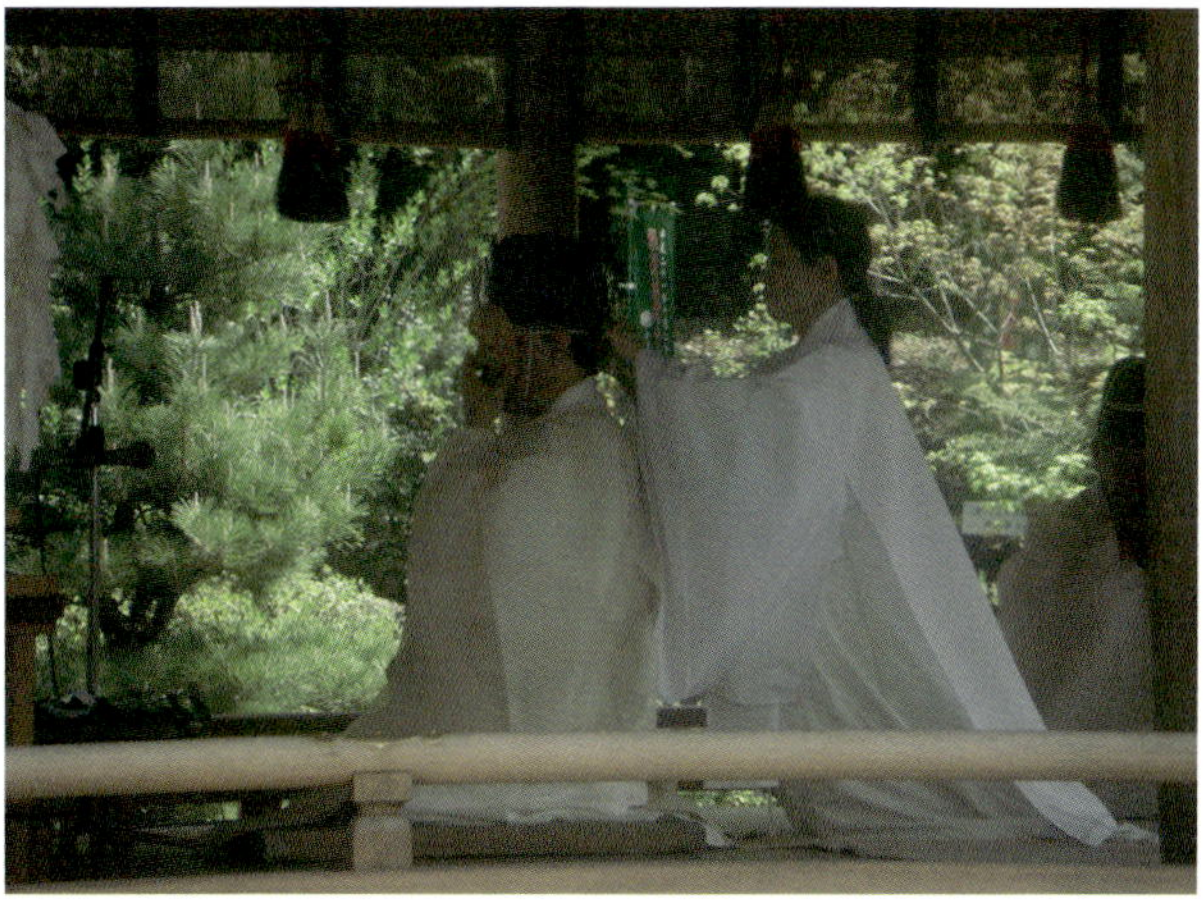

元伊勢皇大神宮（丹波）

分で満たすもの・・・そして「場」も「氣」も自分の「心」も「体」も合一して調和するならばそこが聖地であり、その聖なる場所からの大いなる「氣」をまた受け取って元気になり、それを社会の中でまた循環させていく・・・「太礼神楽」が目指すのは、このような考えに基づく舞なのです。いわば神社を自分の中に持ちます。

このように太礼神楽は、特定の神社に伝わる神楽ではなく、神社で舞うから神楽というわけでもなく、天地自然の中で舞うことを本来としますが、聖地を自分の中に持って心身のバランス回復を目指します。そのような太礼神楽の基礎ワークが「かぐらサイズ」なのです。

そして、自分の中の聖地とは、それはお腹の部分にあって、そこを「マニ（丹田）」と言います。この本では、そんな「マニ」の大切さをお伝えいたします。

過去と聖地からの伝言　～ふるへゆらゆら～

日常生活を見ると日本が外国のものをどれほどうまく取り入れてきたがわかります。例えば、カレーライスでも本場インドのカレーが、すっかり日本のカレーとして家庭に定着しています。

健康面においても同じことが言えそうです。インドのヨガや中国の太極拳も今ではすっかり日本でもおなじみですが、では日本に独自の健康法はなかったのでしょうか？

「神社で神主さんがあげられる祝詞、あれは長息で読み切るから呼吸法として健康にも良いものだ」と東伯師から聞いた時には驚きました。この本でも舞の呼吸法を解説していますが、神社の祝詞に健康の秘訣が隠されていると見る、その観点が私にはとても新鮮だったのです。

また太礼神楽修法の基本として、

「神社では、毎朝、社内の砂を掃き清める。これも太礼神楽修法のひとつである『素我《すが》』（清）に通じて日常生活の基本となる」ということがあります。

このように古い古い時代から鎮守の杜と言われた古木と同じく、その地の神、その地、その地の人々を守ってきた神社という「場」には、古来から人間を守り導く叡智《えいち》がつまっていたということです。しかしそれは長い年月を経て多くは隠されてしまい、もはや「場」に暗号として残っているに等しいということですが、「場」や「時」からの暗号をライフワークとしてひも解く東伯師には、そこに日本の智慧が見えてきたというわけです。それはまさに、低下した「生命エネルギー」を復活させる方法でした。

そのひとつは、奈良県天理市の石上《いそのかみ》神宮の祝詞の中に隠されていました。それが「ふるへゆらゆら」というパワー溢れる暗号です。

神社が、宗教としての祈りの場であるだけでなく、偉大なる智慧が眠っている古《いにしえ》からの情報集積場であったとは、東伯師の教えの中でも特に驚きのところでした。

過去からの伝言を秘めた神社。そこに日本発の健康法がありました。神楽舞を用いてのメソッドとして、それを蘇らせることが出来たのです。

美しい日本の流れに思いを馳《は》せて

日本は自然が美しい国。しかも美しい精神の流れと作法が残っています。それを現代の日常生活に活かしていくのは、実際にはなかなか難しいことだと考えますが、少しでも日本の美しい流れを感じてみることは、心身の癒《いや》しにつながるように思います。

少し前の生活を見ると、日本の生活そのものが健康生活だったこともわかってきます。「一汁一菜」とか、「早寝早起き」で「朝のお天道さまを拝む」とか、庶民の生活は今の健康法そのものだったとも言えるでしょう。和式トイレもそうです。日本人は、合理的な足腰訓練を一日に何度も組み込んでいたのです。

「かぐらサイズ」の教室では上級生は袴《はかま》、初級・中級は動きやすい服装で練習を

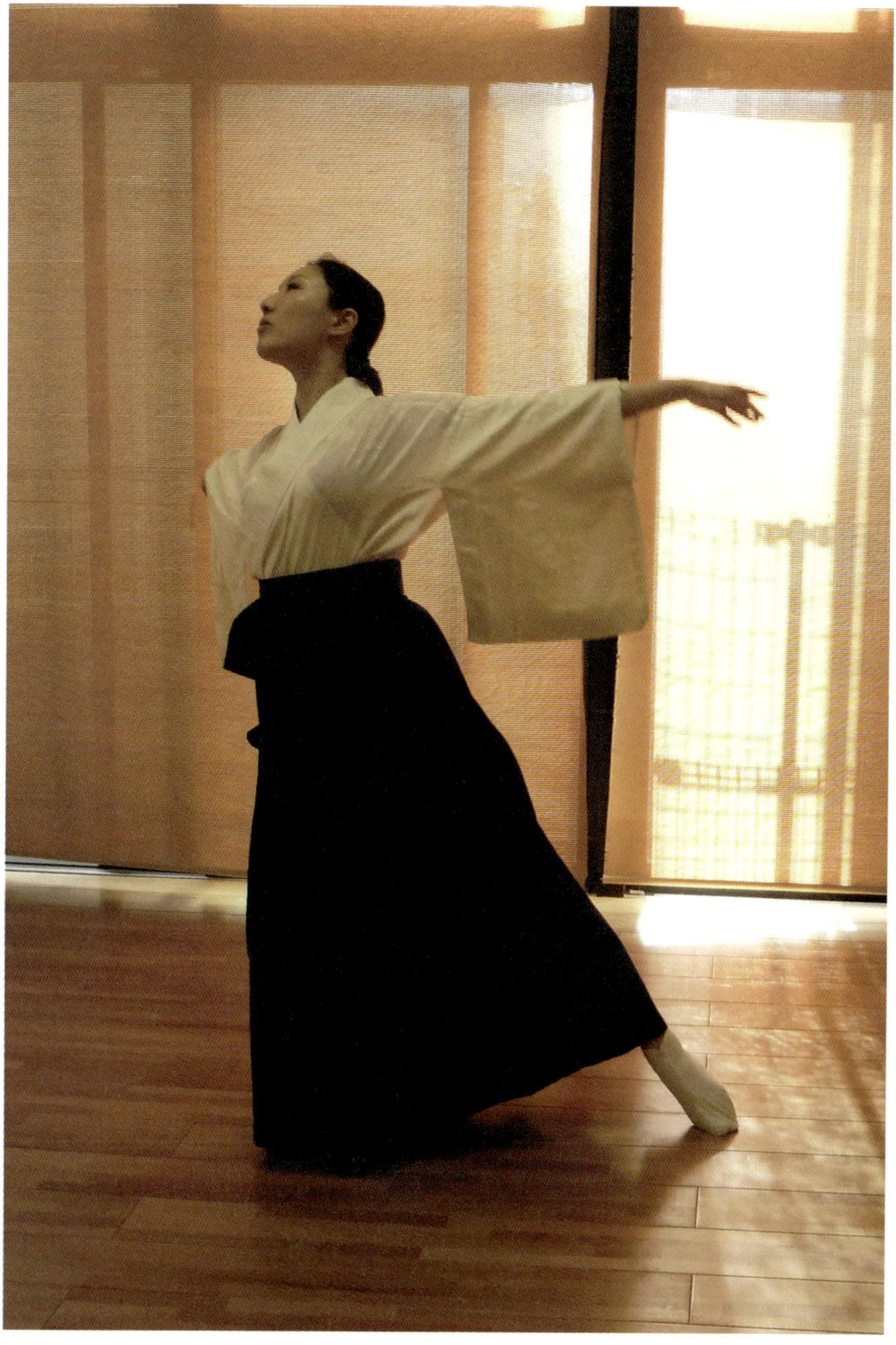

おこないますが、白足袋《たび》だけは、どなたにも用意していただきます。白足袋を履く時、心が引き締まる気がしますが、正式に舞う時に着ける白衣と袴も日本人感覚を呼び起こします。袴には着けるだけで姿勢が良くなる工夫がありました。姿勢が良くなるのも「かぐらサイズ」の効果の一つです。

また「すり足」という日本独特の歩き方があり、姿勢を正して腰を落し、静かに歩く練習をします。この時の歩を進めるバランスの取り方は、現代人には難しいものとなっているだけに練習のしがいがあります。ただ歩くだけだから簡単そうにも思いますが、「すり足」の練習では、初心者と継続者の違いがよく見えるのです。「すり足」の練習をしていると、気持ちがスーと落ち着いてくるから不思議です。日本の歩き方「すり足」には、下半身強化の運動法としての効果だけでなく、瞑想にも通じる健康の秘訣がありました。

また立《た》ち位《い》から足を引いて真っすぐ座り、きちんと正座をおこなう太礼式の「礼」

の作法は、正確におこなうと、これだけでひとつの運動法になるほど全身の筋肉を使います。

さらに「礼」をする時の間合いの呼吸は、気持ちの落ち着きを生み、それが美しい所作にもつながってきます。一瞬の間に、美しい氣が生まれるのです。

ある日の教室で練生《れんせい》の二人が息を合わせて同じ腕の動きをしたのですが、その時、その場の空気がさーと変わった時のことを、印象深く覚えています。そこは和室だったのですが、木組みの格子の白い障子の背景が、二人の静かな呼吸と美しい動きを際立たせ、瞬間に清々しさに包まれたように感じました。太礼神楽を練習していくうえで、このような氣の変化をたびたび体験することが出来ます。そこに感動があるのは、日本の源流にある静かなる清い世界をどこかで知っているからかもしれません。

このように日本の美しい日本の流れを汲みながら、生命エネルギーの復活と癒しのパワー「ふるへゆらゆら」はマニボディワークとして蘇りました。

コラム　石上神宮の秘伝の言霊「ふるへゆらゆら」

奈良県天理市にある石上《いそのかみ》神宮。

桜井市にある大神《おおみわ》神社とともに奈良県随一の古い社とされ、今も多くの信奉を集めています。

この神社のご祭神は珍しいことに剣の神さまと、天津神《あまつかみ》から授けられた十種《とくさ》の神宝《かんだから》です。

この神宝には「大変なお力が秘められておりました」と公式ホームページに記載されてあります。

このお力について記して残された『神寶寿詞《かむたからよごと》』という祝詞《のりと》には、「一二三四五六七八九十布留部由良由良《ひふみよいつむななやここのたりやふるへゆらゆら》」という言霊《ことたま》と「蘇生鎮魂《たまふりたましずめ》の古《ふる》事《ごと》」という方法があることが出てきます。

この祝詞の後半には「布留部由良由良と気血の循《めぐ》り滞《とどこお》らず・・・清き流

れのごとく身にも心にも淀みなく・・・」とあって、「ふるへゆらゆら」は、体内の全細胞を振動させ、揺らぐことで、清い流れのように身も心も淀みがなくなるということが書かれているのです。

こうして祝詞に託して神社に残された叡智・秘法。

この「ふるへゆらゆら」とは何なのか、

「たまふり、たましずめ」とは何なのか、
それを独自に蘇らせたのが「かぐらサイズ」の基礎ワークである「クル」「フル」「ユラ」の「ユラフル操体法」

これはすごい発見だと思いませんか？

第2章

誰でもどこでも出来る 神楽の美しい舞から 生まれたエクササイズ

マニボディワークは

神楽の美しい舞の動きから取り出したエクササイズ。

様々な運動法にトライされた方にも、

さらにおすすめ出来る、簡単でラクラクなワークです。

太礼《たいれい》神楽《かぐら》～凛・楽の世界～

「神楽舞を習いたい」と言って私どもの教室に来られる方には、「この教室は、神社で巫女さんが舞っておられる巫女神楽をお伝えするところではないのですよ」と最初にご説明しています。

「かぐらサイズ」はあくまで心身の健康法としてのワークを目指したもので、舞そのものをお伝えする教室ではありません。

しかしその基盤は、神楽の起源とされるアマテラスの神話を単なる神話と読まずに「心身の進化の為のたとえ話」と捉《とら》える太礼神楽です。

先にも書きましたが、あの岩戸開きの神話は、光（アマテラスさま）が隠れて真っ暗になった時に再び光を取り戻すには、渦目（ウズメさま）の舞が必要だと暗示しているということでしたね。
ここをもう少し詳しく言うと、心や体が闇（不調）に入った時に、そこから回復するには、回転を伴った身体操法が有効だということ。それが現代に蘇らせる「神楽」の大きな意味だとして、心身修養法の作法の中心に「神楽」を置くのが、太礼神楽の根源です。

「回復」という漢字も「回って復する」と書きます。「まいまい」という言葉の意味にも「渦」「回転」が含まれています。回転運動が重要なのです。

また、合気道《あいきどう》の開祖、植芝盛平《うえしばもりへい》翁が「愛をもってすべてを包み、氣をもってすべてを流るるに任せる」という境地にて、晩年は「神楽」に至られたと東伯師から聞いております。これは大いなる調和の精神と自然に任せることの重要性を説かれたもので、この流れが「合氣神楽《あいきかぐら》」とされています。

盛平翁がもっともっと長生きされていたら、この「合氣神楽」という境地がメジャーになっていたかもしれませんが、今、それを明確に継承されているところはないと聞いています。

岩戸開きのウズメさまの復活の舞と盛平翁の「合氣」が「愛氣」につながって太礼神楽は生まれました。「かぐらサイズ」はこういう基盤の上に立った愛氣のボディ・エクササイズなのです。もう一度書きますが「愛氣」とは「天地自然に満ちる愛和の生命エネルギー」のことです。

そして太礼神楽の美しさは、静かな動きでありながら軸がしっかりとした「凛《りん》」の要素と、自己解放していく「楽《らく》」の要素、この融合にあります。

「凛・楽」は、太礼神楽の目指す美しい境地ですが、「リンとして美しく、ラクラクとして楽しく・・・」は、「かぐらサイズ」でも皆さんに修得していただきたいことで、それを表現する体がマニボディとなります。

舞の動きを始める直前に、私は特に「凛」なるものを感じます。「かぐらサイズ」でも感じるのは、基本の構えから最初の動きに移る瞬間、そこからのびのびと腕をまわしてあたりの空気を包んでいく時の解放感。そこからの様々な動きを表現していくためには、マニ（丹田）の練られたボディが必要となってくるのです。

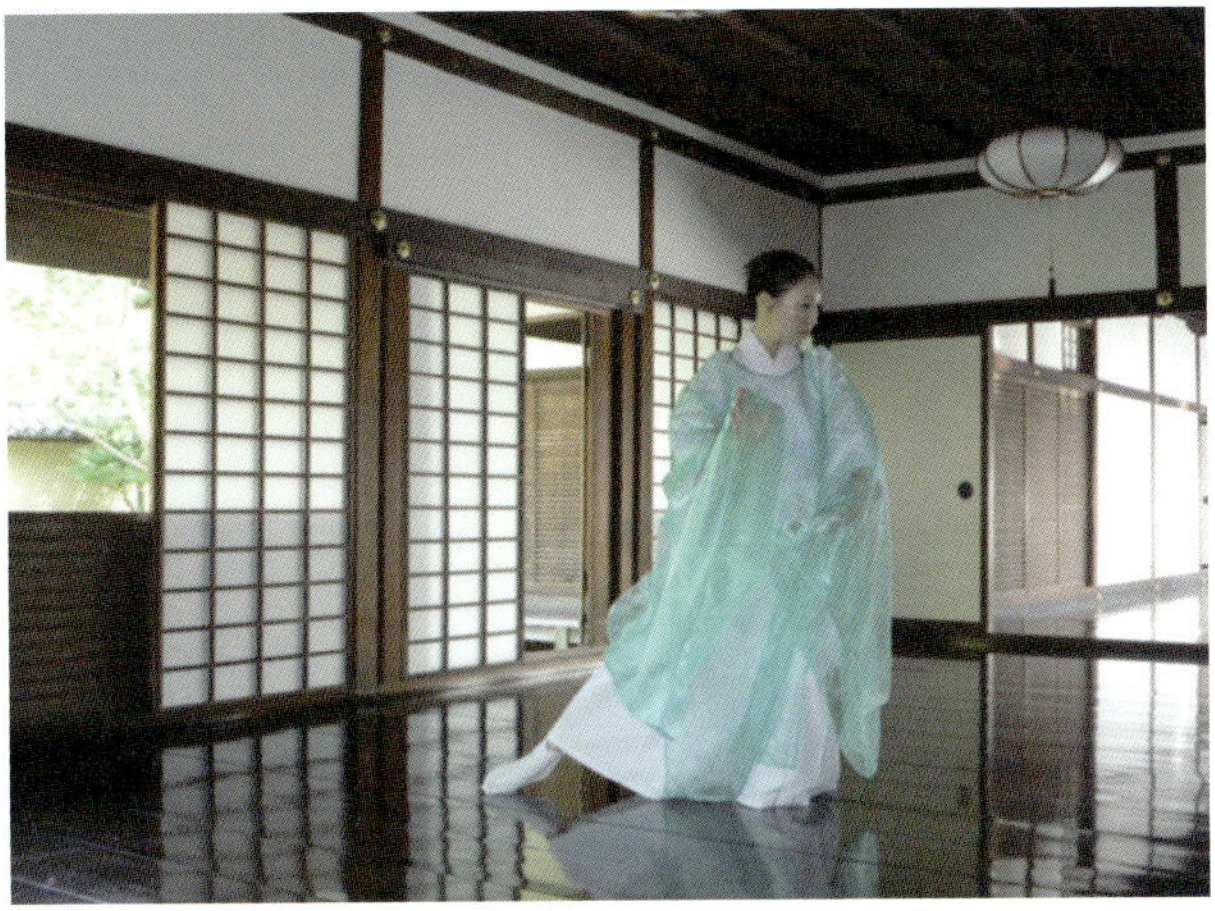

旧世尊院（奈良）

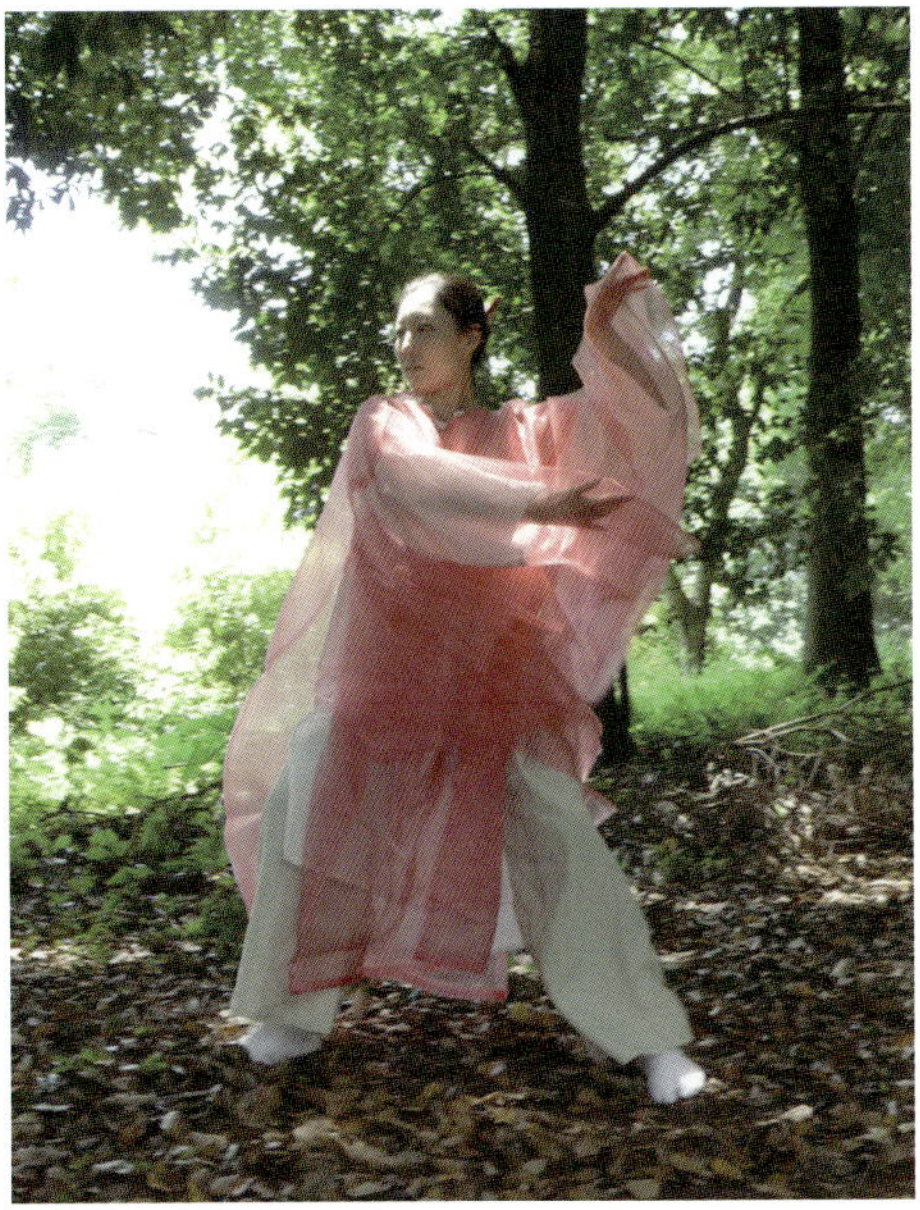

甘樫丘（明日香）

固まった「思い込み」を和らげる道

私には子供の頃から体に関する劣等感がありました。それは柔軟度と持久力の無さです。学校では体力測定というのがありますね。そこで実施される「前屈」の測定。低めの台の上に乗って身体を前に倒し、指を台からどこまで下げることが出来るかの測定です。

子供の時分は誰でもやわらかいと言われますが、そんなことはありません。私は小学校低学年の頃から指が地面につくどころか地面からマイナス10センチ以上の測定結果・・・先生にもあきれられるくらいの体のかたさでした。それから持久走も苦手。となればおわかりのように、体育全般が嫌いで苦手な子供だったのです。

また小学生の時からピアノを習いましたが、自分でも嫌になるくらいリズム感がなく歌も苦手でした。これも大きなコンプレックスです。つまり体に関わるスポーツ、リズムに関するもの、共に苦手な子供だったのです。それどころか体に関すること全般が自分では避けて通りたい部分でしたが、まさかそれが心の部分にまで関連していると、自分では気づいていませんでした。

私は、「体はかたいけれども、心がかたい人間ではない」と思っていました。けれど、心と体のことを学んでいく過程では、その考えを崩さざるをえませんでした。「体がかたい」という現実は、実は「自分は体がかたい」という思い込みが作り上げていると知った時、「そんなはずない」と思いました。「私の体は子供の頃からかたくて、思い込む前にそうだった」と。

しかし、実は生来持って生まれた体をより以上にかたくしているのは、思い込みである、また、そのような思い込みがあること自体が、実は心のかたさである・・・これが後に、私がようやく受け入れた事実でした。

人間誰でも、その人の感情、考え、認識つまり心の部分を「支える考え」というものがあります。

この「支える考え」はそれぞれ個人の生育環境や育っていくうちの出来事によって培われていくものであり、それがその人のアイデンティティを形成していくものであり、いわばその人の「信念」です。

この「信念」が強いと、その人の行動に一貫性が出て人生も安定するなど良い点も多いのですが、これが強固になりすぎると不測の事態などが起こった時に自分の持っている枠を超えて対応することが出来なくなります。

そして柔軟性がない心は、ポキリと折れやすくもあります。

このような心の柔軟性を得るトレーニングが、実は体のやわらかさを得ていく過程で同時におこなうことが出来る・・・そういうことを知れば、ボディワークは単なる体の運動という枠を超えてきます。私は自分の体験においても、心と体の関係をこのように捉えるようになりました。

カウンセラーとして訪問する企業の人事担当者から、「心の問題は見えないから難しいです」とよく言われます。でも、見えない心の問題を、見える体からアプローチしていくことが出来るとしたら、メンタル不調の予防対策もずっと取り組みやすくなるのではないでしょうか。「かぐらサイズ」による体の変化は、心の柔軟性を生み出しますので、メンタルケア面でも大きな効果があると私は思っています。

誰でも、いつからでも出来るエクササイズの誕生

２００２年に勤めていた企業の倒産を機に退職・・・という人生の大きな転機に出会ってフリーランスの道に入った私は、「心」の問題と、整体師の友人との体験から「体」に興味を持ち、別途に資格も取った色彩の知識などを融合して心と体のバランス回復を目指す独自の色彩心理のセミナーなどをおこなうようになりました。

その頃、心身修養法の「太《たい》礼《れい》範《はん》愛《あい》氣《き》和《わ》道《どう》神楽《かぐら》伎《ぎ》流《りゅう》（略号、太礼神楽）」を立ち上げようとしていた東伯師に出会いました。２００５年の２月のことです。

そのお披露目《ひろめ》の能舞台で、私は東伯師の神楽舞を初めて見ることが出来ました。その席には漫画家のＭさんも駆け付けてくれていたのですが、偶然にも梅の枝を持っての翁舞《おきなまい》。持った梅が天女を呼び起こし、まるで想像の世界が現実化したようで、

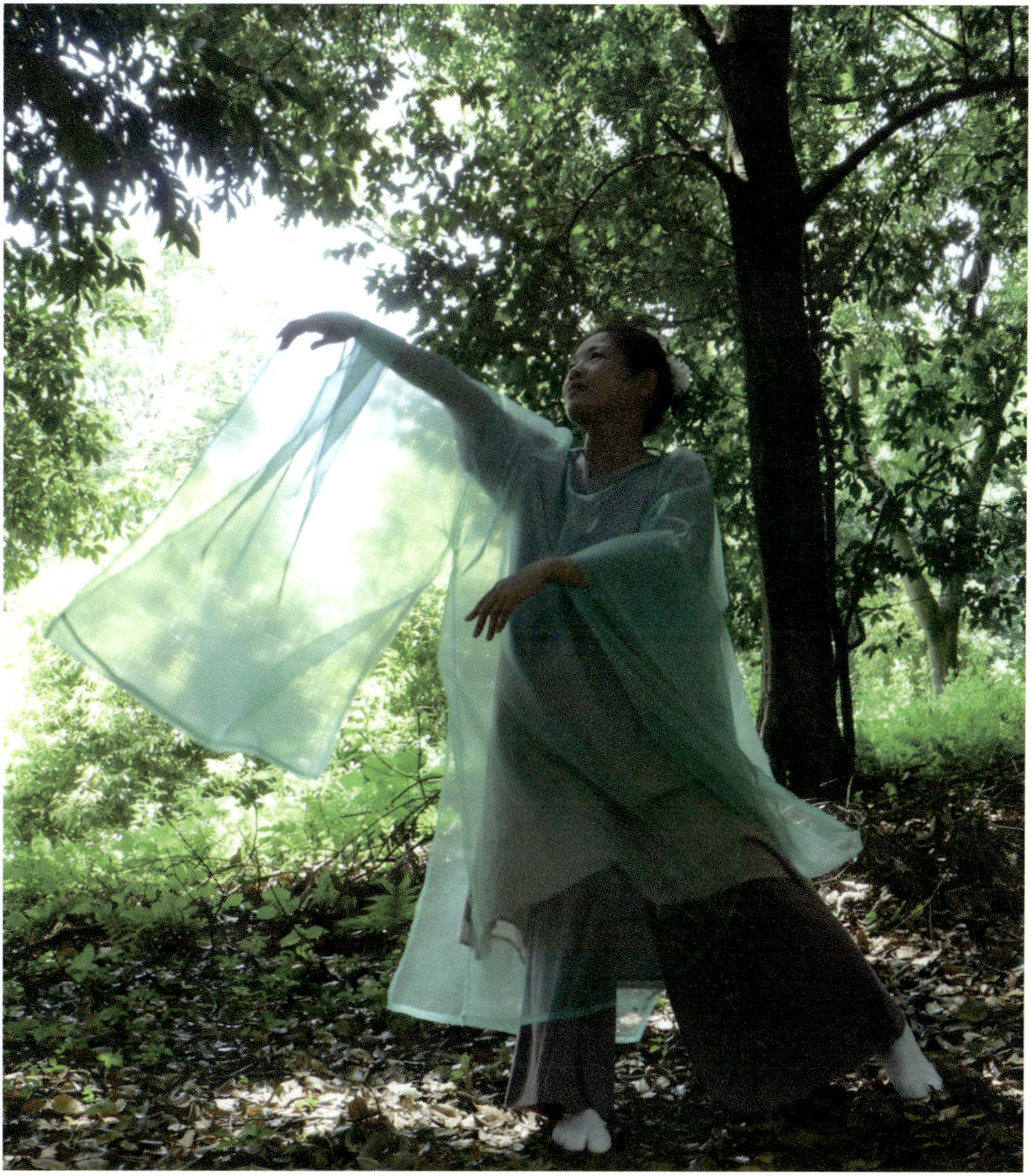

甘樫丘（明日香）

私は静かな聖なる動きを初めて見たのでした。

それから東伯師は、自分の舞のプロセスを内観して感応し、誰でもがその境地に近づけるように一連のワークを構築していきました。私はそれから、様々なことがあった過程で、東伯師に弟子入りとなります。

その後、苦手な体の分野のこと、初めの頃は自分でもよく続いたものだと思いますが、それは「かぐらサイズ」の基本がゆっくりとしたワークであり、練習した後の爽快感がすぐに実感出来る実践的なワークだったからです。しかも、練習翌日は、明らかに背骨がシャンとあるべき位置で腰に乗っているように感じて、気持ちよいのです。

しかもスポーツもダンスも不得手な私が、聖地で舞う経験も持ち、しかもこの教室の師範となれたことは「私が出来たのだから、誰でも出来ます」と、神楽舞に惹かれつつ足踏みする皆さんに「どなたでも大丈夫です。そしていつからでも・・・」と自信を持ってお伝えしていける所以《ゆえん》となりました。

途中には「やっぱりダメかも」と思う時もありました。しかし、このような私だからこそ皆さんにお伝え出来ること、そこに意味があり、これは、後にはっきりと見えてくる「太礼」と「愛氣」を範とした生き方が私の魂の求めるところであったことにつながりました。苦手なことは、生き方の方向を教えてくれるものでもあるのです。ですから苦手な方も得意な方も、誰でも、いつからでも始めることが出来ます。

ストレス社会、癒《いや》しブームの先にあるもの

ゆっくりと動き、呼吸を大切にしつつお腹の力を強めていくこのワークとの関わりは、その頃からブームとなってきた「癒し」の先にあるものを見据え、「癒し」の根幹として存在するものに気づく道でした。

太礼神楽は、そもそも自然に感応して舞うものなので、決まった型というのはないように思われるかもしれませんが、実際には、基本の足さばき、体さばきを修練していくことが必要です。

最初の頃の教室を立ち上げた時、最初に舞の動きから抽出した基礎のメソッドが出来上がりました。これが「ユラフル操法」です。それに加え最初の練習舞として、特に足さばきを身につけ、下半身の強化が見込める「十字舞」があります。これは

呼吸法を伴う太礼神楽独特の仙人体操とでもいうべき動きで、体づくりの為のワークとして大変に効果があります。

その頃のキャッチコピーは、

「インドにはヨガ、中国には太極拳、日本には神楽があった」でした。

ヨガや太極拳に引けをとらない、日本の瞑想法や呼吸法を伴う動き。それを単独でなく、トータルに修得していく神楽の操法、というコピーです。

「十字舞」の次に「円玉舞《えんぎょくまい》」を練習しました。これは回転が多く、球体の中で、たゆたうように舞うもので、三半規管の弱い私にはキツい練習でもあったのですが、球体を想像しながら少しずつなめらかな動きを修得し、次に練習したのが「マニユラ」です。

これらの舞は、各地での神楽祭礼の前、その時々にひとつずつ東伯師から私たちが教わったものなのですが、東伯師自身は、天女のような存在が身に入って動きを伝授してくれたとのことです。ですから突然、新しい動きの練習が始まります。祭礼の前には普段の教室練習では間に合わず、特別講習を開いていただいて皆で修得いたしました。

このように出来上がった「十字舞」は中心軸と呼吸、「円玉舞」は回転、そして「マニユラ」はやわらかさと氣の動きに乗って行く感覚を身につけるための舞で、この3つは「かぐらサイズ」のなかの基本の舞となりました。

続けて上級の舞として「羽衣《はごろも》」「天鳥船《あめのとりふね》」「幣舞《ぬさまい》」「龍舞《りゅうまい》」「天鈴《あすず》」そして「恵《え》比寿舞《びすまい》」などが現れ、今では太礼神楽には多くの舞があります。

私は新しい舞を教えていただく度に、人一倍、苦労しながら「体」と「心」を切り離すことなく「神楽は心の舞」と捉えることで苦手意識を克服し、自分の体と心

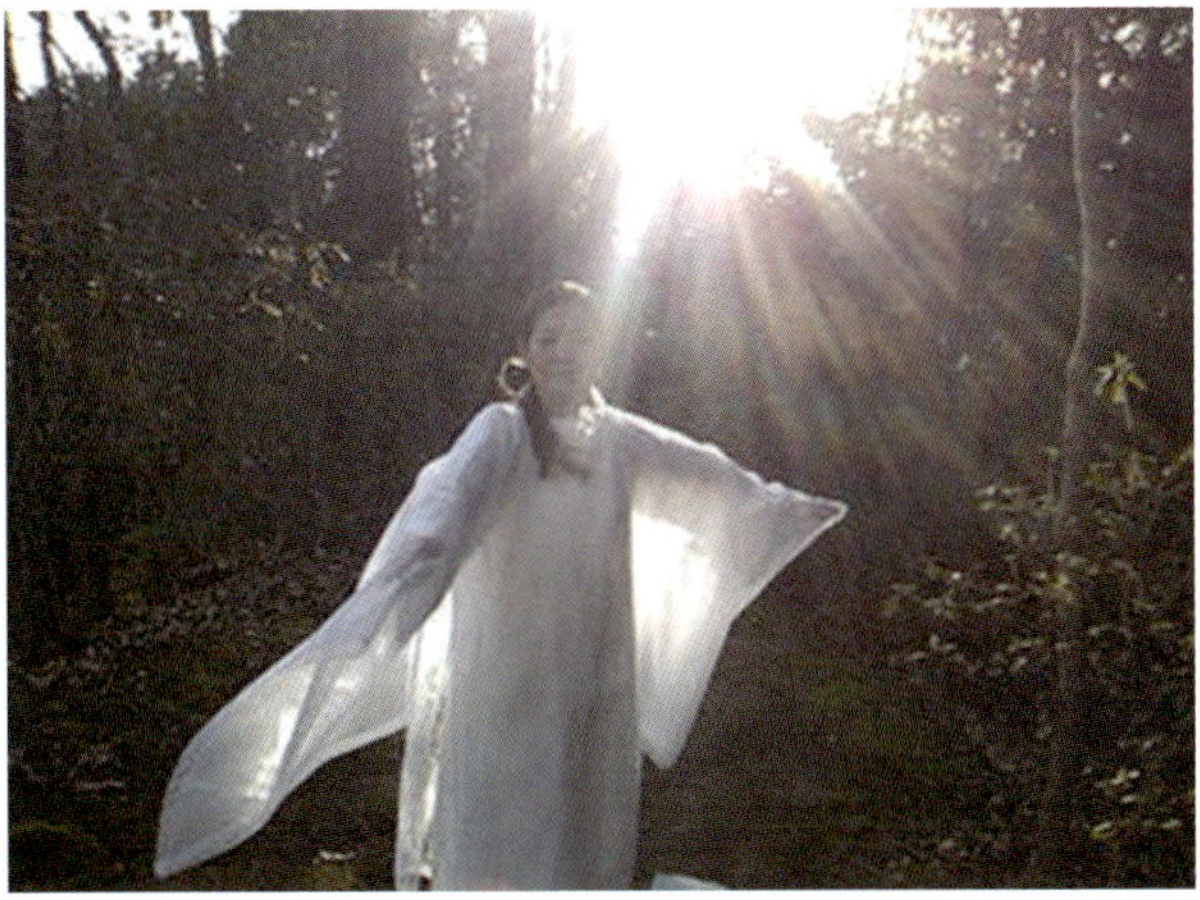

祝戸（飛鳥）

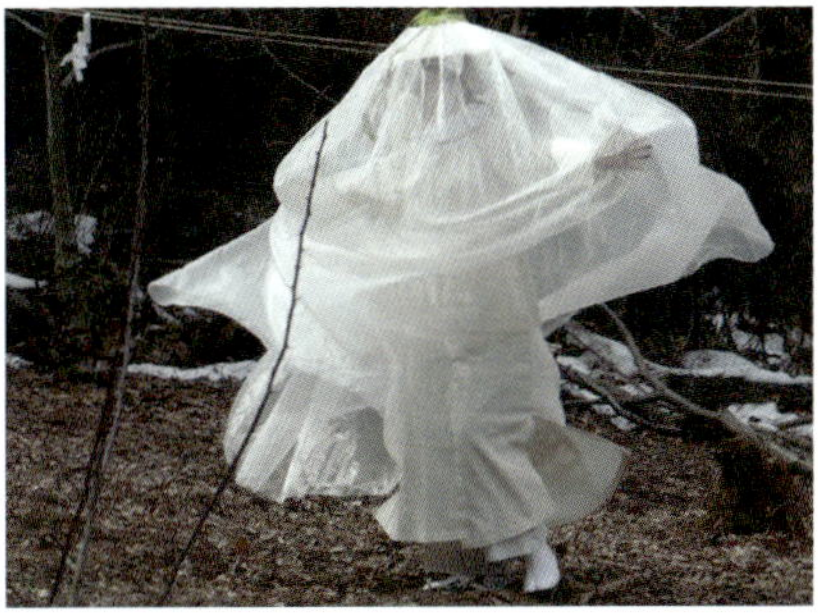

花陵苑（信州上田）

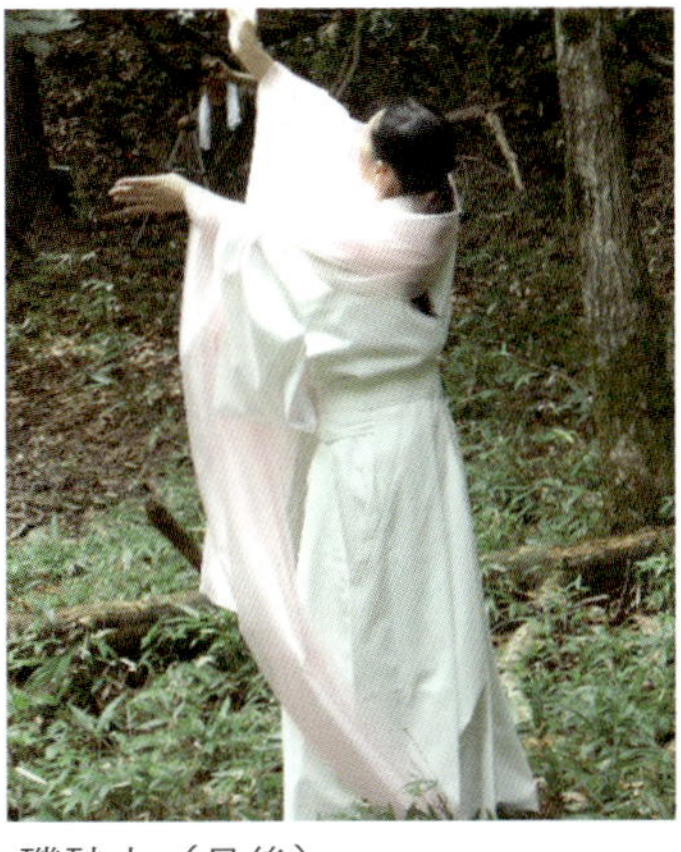

磯砂山（丹後）

が一体になった時、やっと自分の舞を見つけたように思います。

自分の人生の最後のステージに、人々に何ごとかで貢献したいとの願いを持つ私は、「この私が出来るワークならば、誰でも出来るワークとなる。私が舞えたら誰でも舞える」とワークと舞の練習を重ねつつ、練習に参加するひとりひとりの習熟度も参考にしながら、ワークのカリキュラムづくりの精査にも協力させていただいたのでした。

こうして出来上がったワークと舞は、健康面だけでなく、心身の癒しや姿勢の美しさにも効果を発揮し、しかも日本古来の流れを思い起こして日本人としての誇りを蘇らせるトータルなバランス回復力を持ち、現代人のエネルギーチャージを可能にする奥の深いものとなりました。

その後、京都、奈良を中心に、東京、長野、大阪、神戸などで皆様にこのワークをお伝えしてきて今に至ります。

最近ますます、日本人のストレス度は増し、メンタル不調も増大しました。癒しやスピリチュアルがブームだからというよりも、もっと根本的な人間回復の手段として、神楽そのものやマニボディワークの必要性が増してきたと考えます。

それでは、古来日本に根ざす神楽舞《かぐらまい》の動きを取り入れて、新たなエクササイズとして蘇った「かぐらサイズ」のマニボディワークについて、体の重要な秘密を交えながら、お伝えしていきましょう。

コラム 「太礼」と「愛氣」の道

　太礼神楽は、正式には「太礼範愛氣和道神楽伎流《たいれいはんあいきわどうかぐらぎりゅう》」といいます。

「太礼範」とは、「太礼　たいれい」を規範（行動や判断の基準）とするという意味で、「太礼」とは「神聖統一」の状態のことであり、天地大自然の聖なるものに中心統一する状態のことです。通常では、なかなかつかむことが難しい状態ですが「そのような状況の自分であろう」と常に心がける生き方が太礼の道です。

「愛氣」とは「天地自然に満ちる愛和の生命エネルギー」のことをいいます。これはすべてを成り立たせる基本の自然エネルギーです。

　このエネルギーを自分の中に取り入れて循環させ、それを放出することで自分は整い、まわりが調和します。まわりが調和することのひとつは人間関係が良くなるということです。具体的には日常の出来事を客観的に見られるようになります。俯瞰《ふかん》で見ることや、客観視することの大切さを知ること、かつ、その為の具体的な方法が太礼神楽にはあります。

神聖統一して常に生命エネルギーを循環させ大調和する・・・これが「愛氣太礼」であり、そこに至る和らぎの道。それを「神楽」という伎《わざ》を持って身につけていくのが心身修養法「太礼範愛氣和道神楽伎流」なのです。

第3章

めざせ！マニボディ

「マニ」とはお腹のあたりにある「生命エネルギー」の中心場。
お腹の真ん中あたりをグルグルまわして氣を高めていくと、
免疫力が増すことで体内毒素も外に。自然と肌にツヤが出て
若返り、キレイで元気に。ぜひ、体感してみてください。

マニボディとは

「マニボディ」とは、腹部のマニ（丹田）が練られた体のこと。それは宇宙大自然の「生命エネルギー」が体内に充満したボディのことです。

「体に宇宙エネルギーが充満するなんて、なんのこと？」と思われますか？でも、今や医学や科学はビックリするほどの進化。そこで従来の思い込みをはずし、実際の体験を見直すと、見えてくるのは自分たちの体の素晴らしさです。その素晴らしさを見つめると、この細胞のひとつひとつが宇宙（マクロユニバース）に匹敵するほどのかけがえのないものだとわかってきます。

しかも、この体は、意識の働き、無意識の働きに呼応する意識体。細胞自体が意識をもつミクロユニバースである私たちの体は、また、大宇宙の自然生命エネルギーを意識的に取り入れることで、どんどん活性化していくようです。

しかし、私が「自分の体はかたい」と信じ込んで、そのような体で生きてきたように、生まれてから刷り込まれた「思い込み」によって、体は体に過ぎないと、病気になる恐れ以外の関心を持っていない人がほとんどではないでしょうか？

ひとたび違う感覚で体に注目してみると、思ってもいないようなことが起こったりします。まるで奇跡のような現象も。私もビックリするような体験を持ちました。

まずは知識も新たにして、体への思い込みをはずし、その上で、意識を開放するようにワークしていきましょう。

個別には次の章で具体的に解説しますが、「かぐらサイズ」のワークの基本で「ユラ」は「揺らぎ」、「クル」は「回転」、「フル」は「振動」を表し、これらが基本のワークとなっています。

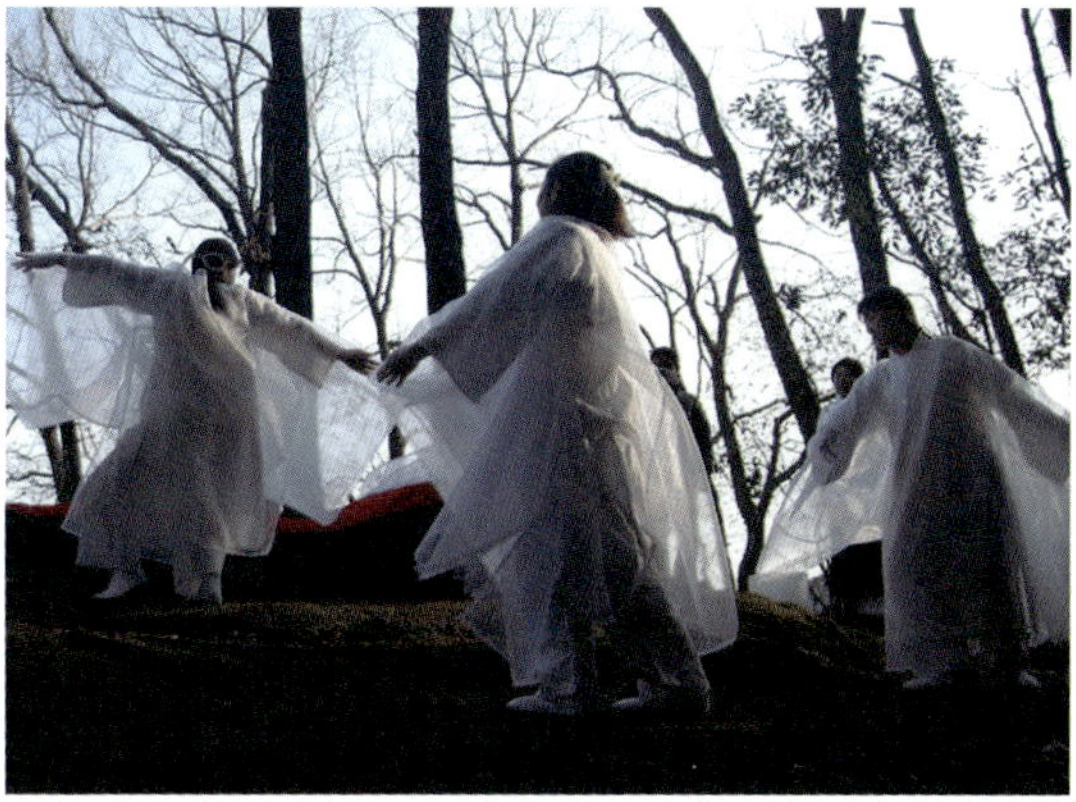

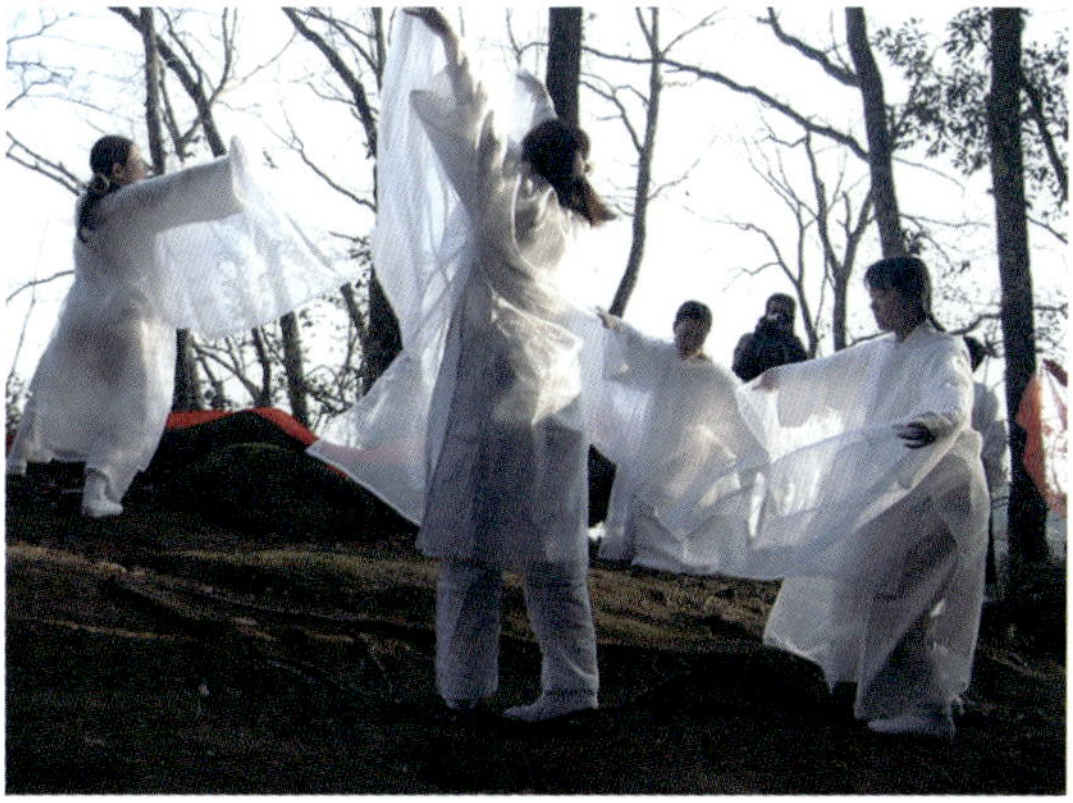

祝戸（飛鳥）

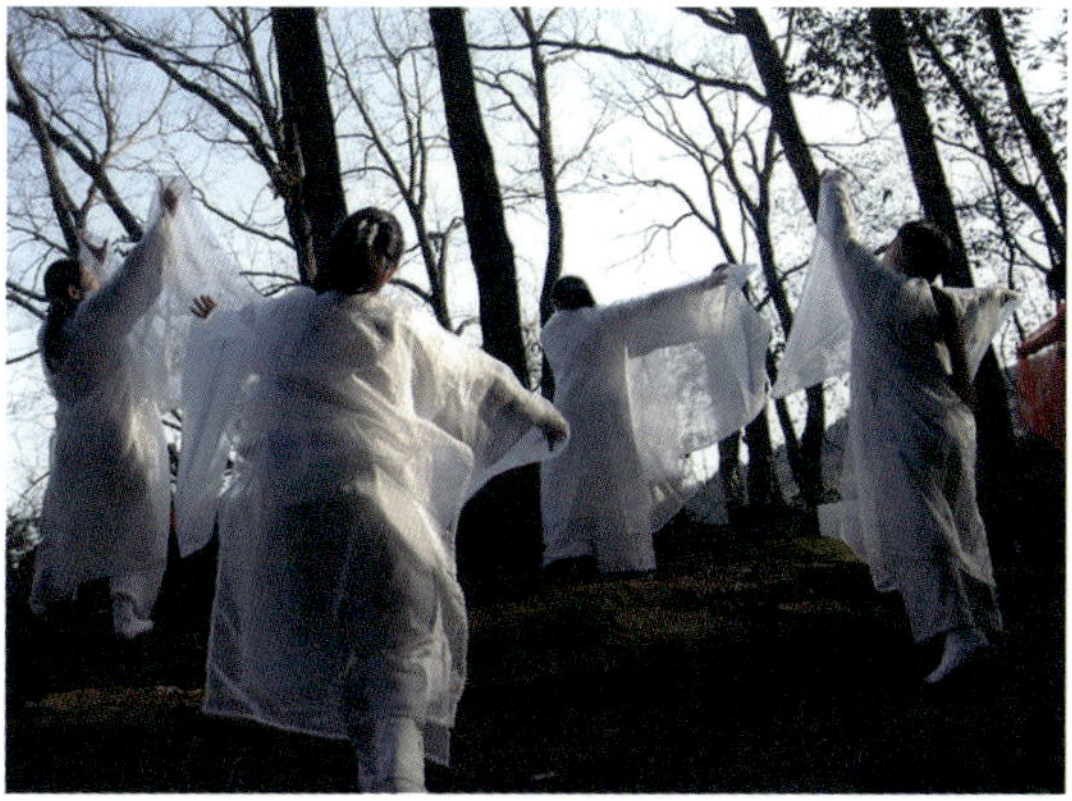

私たちは、回転し振動する細胞の集合体。それは自然生命エネルギーによって集結し、揺らぎによって活性化する。そう意識して体の細胞レベルに関心を持ち、動きを繰り返すと、自分の意識に体が応えてくれるようになります。

「かぐらサイズ」の目的と効能

お腹のところにあるマニ（エネルギーコア）を活性化しつつ、元気にそして優美になる神楽舞を基にした基礎エクササイズ、それが「かぐらサイズ」ですが、まずはその目的を整理してみます。

目的の第1はマニ（丹田）の活性化。体の中心に元気のもと、マニがあります。ここを活性化しましょう。

目的の第2は中心軸を整えること。姿勢を良くし、体幹を鍛え、脳幹を刺激します。脳幹は、脳の中のとても大切な部分であることが、近年の脳医学の発展からもわかってきました。脳幹を刺激すると体全体のホルモンバランスが整うだけでなく、そこから派生する大きな効果が見込めます。

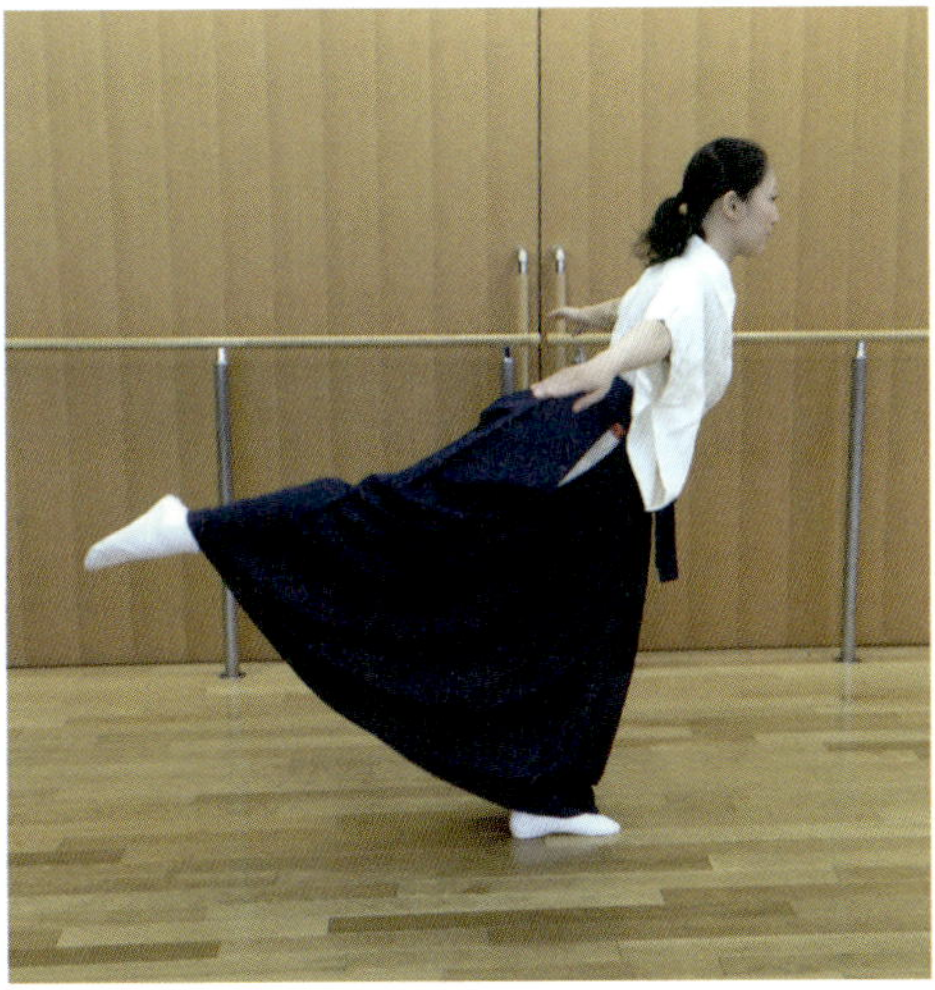

目的の第3は、人間が本来持っている生命力、活力、免疫力である「生命エネルギー」の活性化。

体内に溜まった毒素が汗や尿として対外に排出されると免疫力が増し、肌の張りやツヤが出て瑞々しくなってきます。ボディのシェイプや若返りにもつながる効果を意識してみましょう。ダイエットもアンチエイジングも目標に出来ますよ。

また「かぐらサイズ」のワークを生活に取り入れていくと、肉体が変容するばかりでなく、人生をポジティブに変えることも出来ます。それもお腹にマニ（生命力）が増すことで起こる変化。昔から、「やるぞ！」とたたくのはお腹でした。腹をくくって物ごとを捉え、腹を割って人と話すと、人間関係も人生も好転していきます。

ところで、教室でワークを終えた皆さんが口を揃えて言われることは「気持ちよかった〜」です。サウナに入ったような爽快感を実感されるようです。練習に入る前と終わった後の違いは、血流が良くなるので、体中の血行が良くなり、手足も温かくなっています。何より一番に表情が違います。体ごとほぐれて、表情も豊かになって声もはずみながら練習を終えます。「ひと月間のエネルギーチャージになる」と言われる方もいます。それを皆さんにも、自宅でも実感していただきたいと思います。

「クルクル・フルフル・ユラユラ」の原理

ここで、急に大きな話になりますが、地球は自転しています。そして太陽の周りを公転しています。不思議なことに宇宙で止まっているものはないということです。

ミクロで物質を構成する原子・分子も回転し振動しています。つまり、すべては、回転し、振動し、留まっているものは何もない・・・これがミクロからマクロまでの本当の姿だというから驚きですね。

回転しながら位置を変える時、螺旋《らせん》運動となります。振動は波を起こします。難しい話ですが、量子力学によると、量子の動きは螺旋と波で、それによってすべてが成り立っているということです。とすると、私たちの本来の姿は、螺旋と波、つまり回転と振動する細胞と言えるのでしょう。

これを体で表現するのが神楽舞だ、と書けば、え〜？と思われますか？

それから、回転には、回転軸が存在します。回転の中心です。これが揺らぐと回転は消えてしまいます。独楽《こま》が倒れるのと同じですね。回転し続けるということは、中心軸が整っているということ。台風も渦ですが、大きなしっかりした台風ほど、中心の「目」がはっきりしていますよね。

人間においても回転と振動と中心軸が大切というのは、細胞から宇宙、気象や自然現象までと共通することだったのです。こう思えば、私たちの体は壮大な神秘を持っていることになります。

それが、「かぐらサイズ」では、宇宙と原子の基本原理がなんとも簡単で楽しいネーミング「クルクルまわすクル」「体をフルフル振動させるフル」「ユラユラと気持ちよく揺れるユラ」となりました。

そんな楽しいワークによって中心軸を整えていくというエクササイズが「かぐらサイズ」なのです。そのような「クル・フル・ユラ」の実習を合わせて「ユラフル」と呼んでいます。「ユラフル」はマニボディワークにおいても基本の操法です。

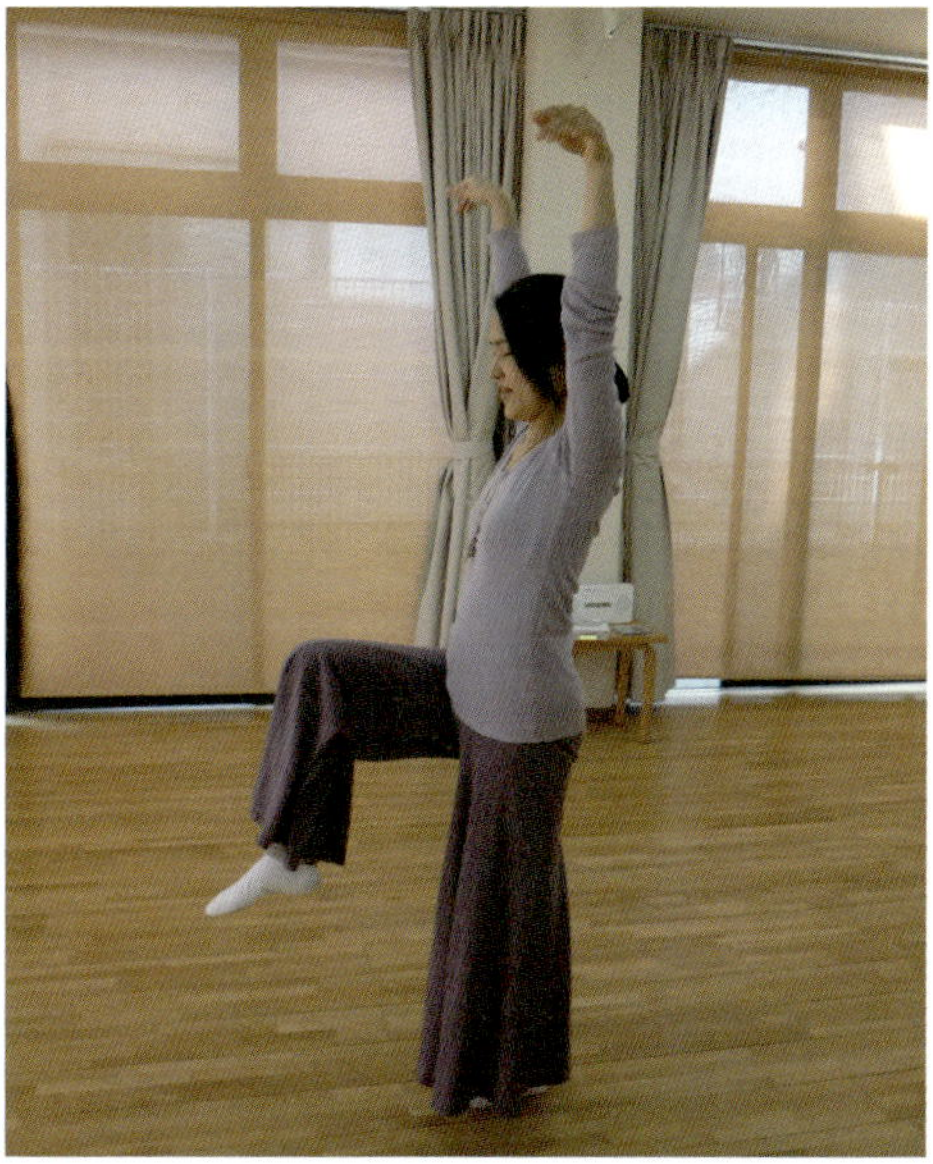

めざめよ！「ドラゴンは命令を待っている」

教室での練習は毎回、かならず「ユラフル」から始めますが、最初は「クル」からです。次に「フル」の3型。続けて「ユラ」をおこないます。
また、「すり足」の練習も基本ワークです。

現代人は体の上部に氣が上がってしまっており、それが心身の不調を生んでいると考えられます。「キレる」（頭が）、「ムカつく」（胸が）という言葉の蔓延《まんえん》はそれを現していると思います。昔は「腹がたつ」と表現したように、日本人は感情を腹の位置で感じてきたのですが。

すり足は、そんな氣を下げるのに効果を発揮します。
すり足練習のあとは、すーーーと気分が落ち着きます。

では、「ユラフルの目指す効果」についてまとめておきます。

●基本姿勢をマスターして美しい姿勢を維持する筋力をつける。
●収縮した筋肉をほぐして全身の筋肉の柔軟性を取り戻す。
●血液・リンパの流れを促進させることでの免疫力アップ。
●腹部の深層筋が鍛えられることで腸の活発化。
●呼吸法を伴った全身運動で、生命エネルギーを高める。

かぐらサイズのエクササイズを繰り返しおこなうと、ダイエット効果も期待出来、心の安定度も増してきます。血行が良くなることで冷え性も改善され、心身の様々な不調和を改善していく効果が見込めます。

ただし、体は意識体なので、効果をしっかりと意識し、目標をさだめてワークをすることが大切です。体は命令と行動によって変化します。

ところで昨今は、「龍」について、大変に興味を持っている方が多いようです。「龍」ってなんだろう?と考えてみるのも楽しいですね。私は、それぞれの体の中の生命エネルギーも螺旋《らせん》で動くことから、「生命エネルギー」も龍のエネルギーに等しいと思っています。つまり、龍は自分の中にいる・・・しかもそのエネルギーは意識することで発動する、つまり、主人である私たちの命令を待っている。こう考えると、体との付き合いが本当に楽しくなってきます。

あなたの中のドラゴン(龍のような螺旋のエネルギー)は、命令を待っています!

めざめよ! あなたのドラゴン!

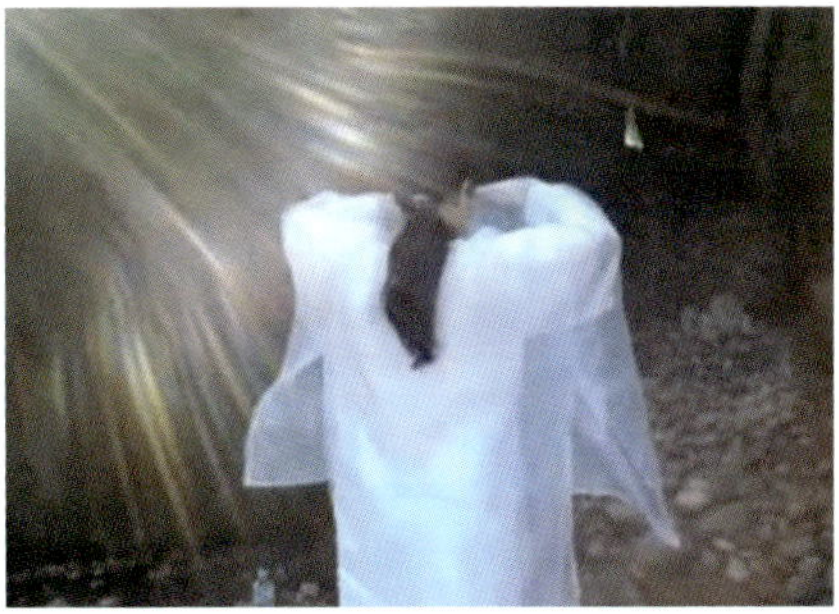

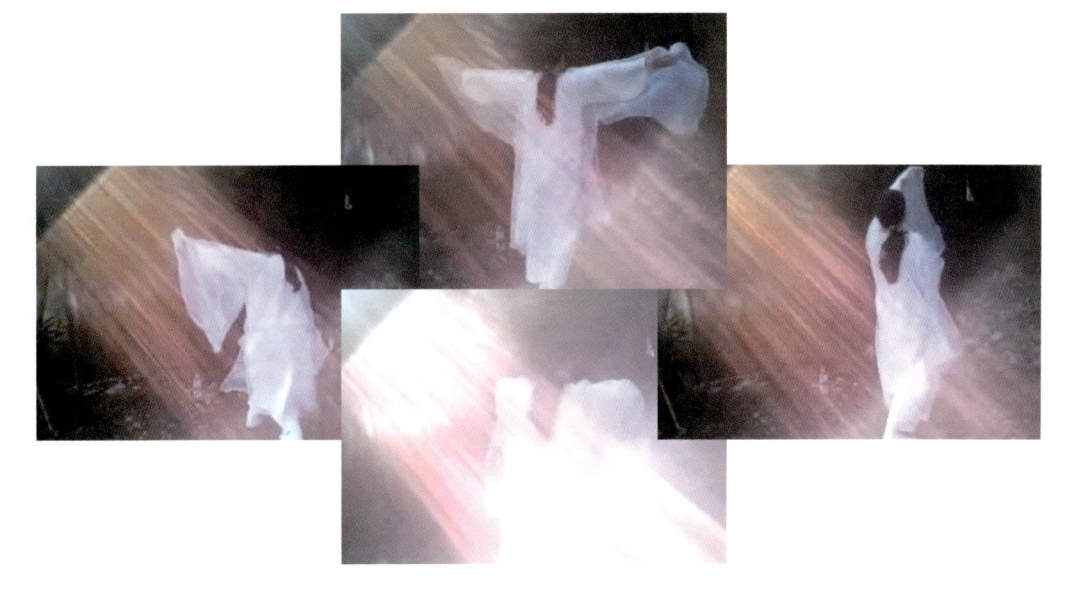

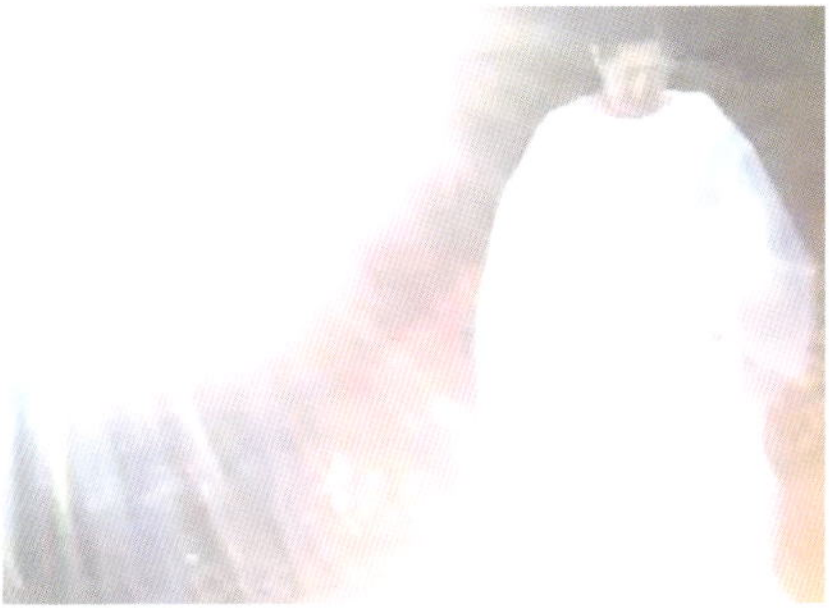

神倉山（熊野）

コラム　「フルクルユラでユルユルリ」

東伯師の神楽についてご自身が書かれた文章があります。そこから東伯師と神楽舞の深淵な世界をのぞいてみてください。「かぐらサイズ」の始まりがよく理解していただけると思います。

神楽とは何かと尋ねられれば、神話を題材にした舞踏劇だと普通なら答える。また少し物知りなら、神楽はもともと神楽浪《ささら》、俳優伎《わざおぎ》などといって、神が降りたがごとくに立ち居振舞う所作などをして、そのめでたきを言祝《ことほ》ぎ、神と人との交わりを共に心ゆくまで楽しむ伎舞《わざまい》をさすのだと説明することと思う。またさらに詳しい人なら、神楽の語源は神座《かむくら》といって、自らが神の、依り代《よしろ》となり神を心身に招き入れ、奇跡や託宣《たくせん》をもって人を導く神業《かみわざ》のことだと言うだろう。

私は、それらの説明をすべて正しいと思っている。

私の場合は神楽を舞いはじめると、次第に自分という感覚がなくなってきて体が勝手に動きだす。

それが自然だと思っていた。

でも誰でもそうはいかないことが分かった。

そこで誰もが本来の神楽を楽しめて体験出来るよう、自分の神楽のプロセスをよくよく内観し、分析してみた。

すると、私は初めに、祈りをもって精神の統一に入り、次に呼吸を整えてから祈りを納め、祈りを終えるとより呼吸を深めていき、静かに舞の瞑観《めいかん》へと移行する、
その状態の中から言霊《ことだま》がリズムに乗って飛び出てきて、その言霊のリズムに乗りながら体のリズムを取って立ち上がり舞へと移る。

そのとき、意識は心身の中心にしっかり定まっていながら無の状態になっているという不思議な状態、そしてその中心を軸として私はとてもリラックスした気分で気持ちよく回転しているという感じだ。

これを言葉で表すと

「フル、クル、ユラ、で、ユル、ユルリ」という感じ。

このプロセスとリズムに乗った回転運動が心を無の状態に導き、心身を解放に誘うということがわかった。

つまり、神楽は遊びながら丹を練り、楽しみながら氣を増幅させ、心身を統一しながら心身を解放するという伎舞《わざまい》だということ。

しかも、氣を自由自在に操れるようにもなれる神秘的な運動法という訳《わけ》だ。

そして、この神楽の伎を心身の修養のために、簡単な形で構成し直したのが、このマニボディワーク「かぐらサイズ」なのだ。

いかがですか？このように「かぐらサイズ」のワークは生まれました。

東伯師の舞の洞察と、その奥にある深遠な世界を、感じていただけたでしょうか？

第4章

これだけで変わる！
神楽の舞から
生まれたエクササイズ

1日10分でマニボディを目指す！

「クルクル、フルフル、ユラユラ」楽しい名前のついた、
かんたんワークで心も体もスッキリ！
大きく息をしながら、しなやかに動いてみましょう。
終わったあとの爽快感が、あなたとあなたの日常を変えます！

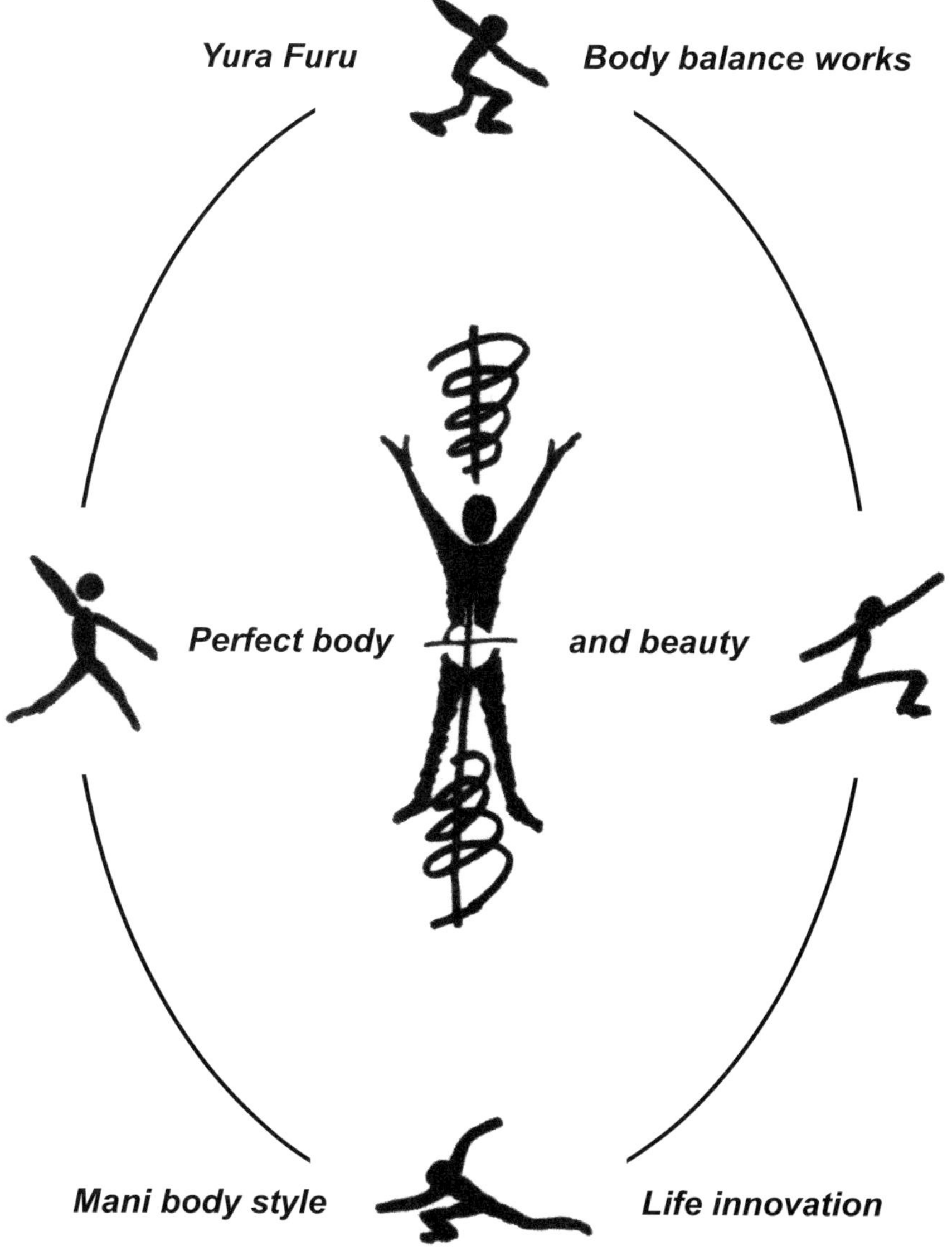
Yura Furu
Body balance works
Perfect body
and beauty
Mani body style
Life innovation

マニボディワーク

自分の中心軸「十字線」

マニボディは、中心軸がしっかりとしていてお腹に力がみなぎる体のこと、この中心軸を支えるのは、インナーマッスル（深層筋）です。中心軸の整った体になるために、まずは体の中にある十字を意識し真っすぐ立ってみましょう。

体の前の十字線。体の中心の「縦の線」と胸を通る「横の線」がみぞおちで交差するところを意識する。

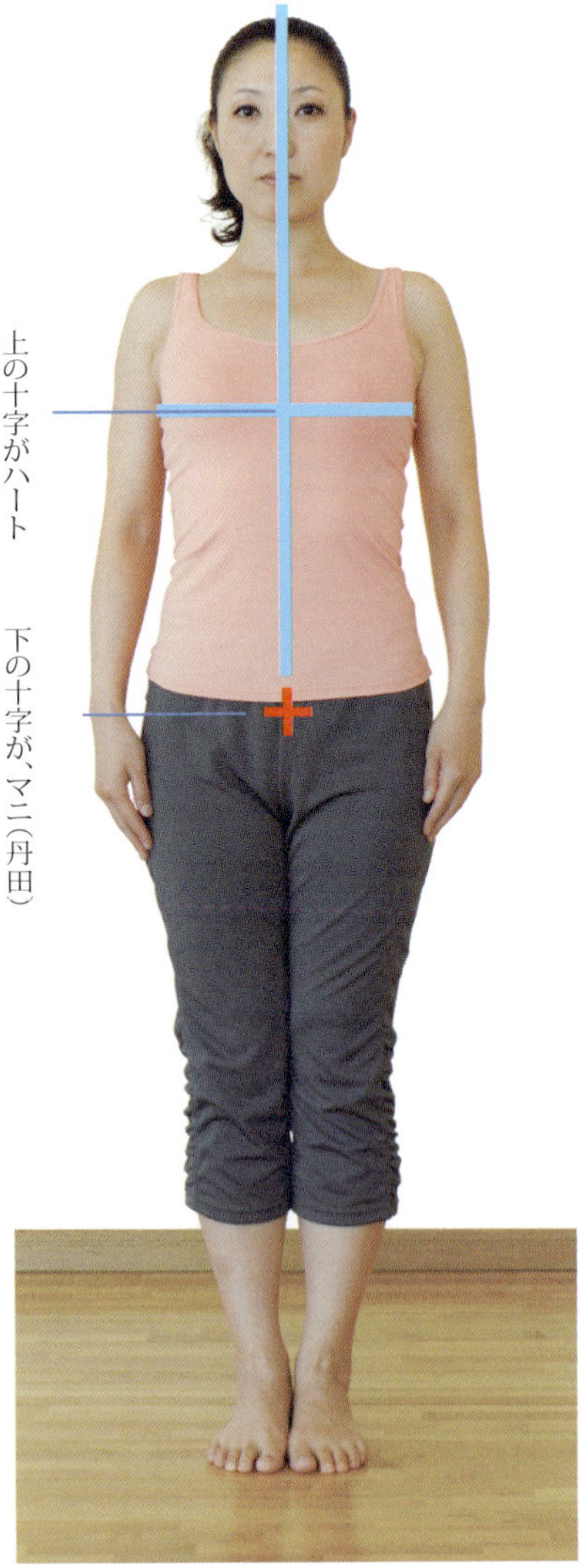

上の十字がハート

下の十字が、マニ（丹田）

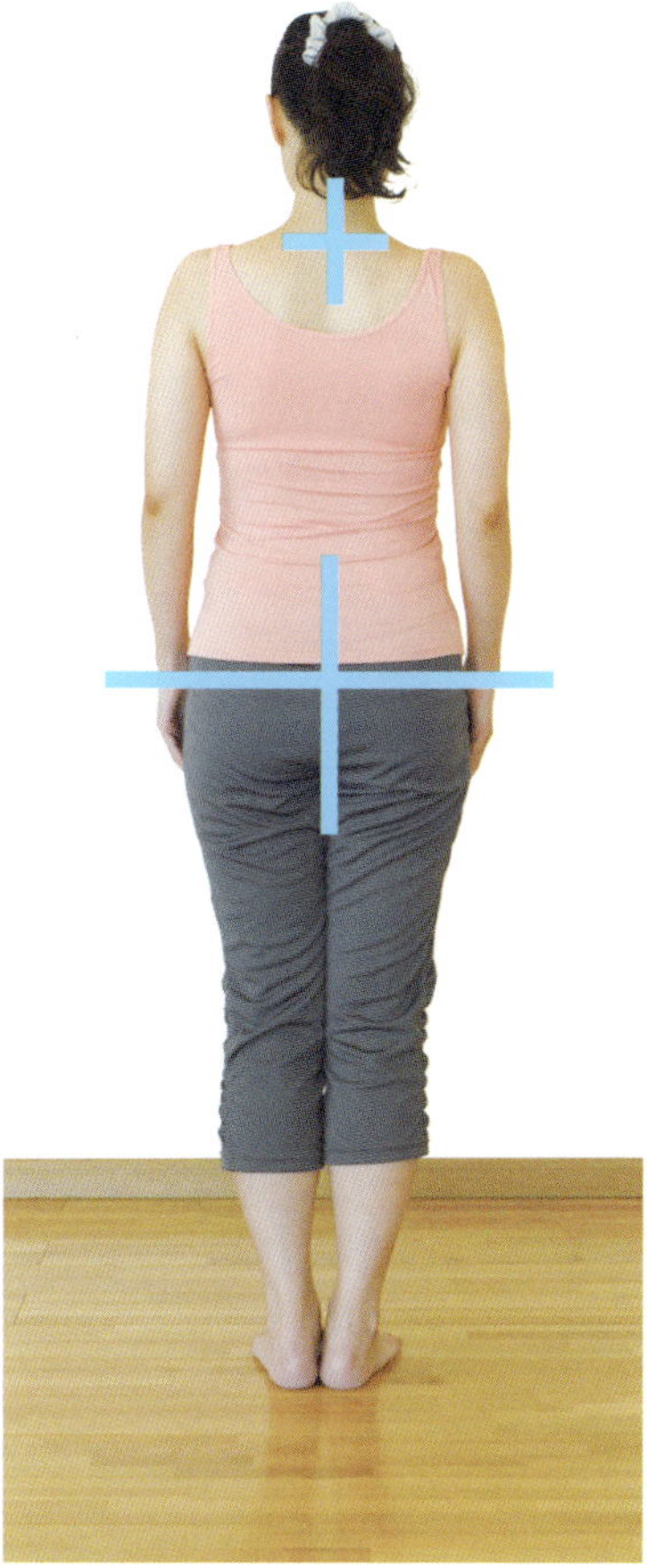

後ろにも2つの十字があります。首の後ろと腰の十字です。
この2つは体を支える重要箇所。
※この2ヶ所が「ゆがむ」「凝る」のが様々な不調の原因の元です。

ワンポイント！

鏡で自分の姿勢をチェックする際、鏡にヒモを垂らし
「縦の線」の目安としてみます。

「十字線」を意識するだけで「自然と姿勢は良くなっていきます」
意識することを心がけるようにしましょう！

マニボディワーク

天地とつながる基本姿勢「太元《たいげん》の構《かま》え」

マニボディワークの基本姿勢のことを「太元の構え」といいます。
天地と自分がひとつになる大切な構えです。足を肩幅に開いて膝をゆるめて立ちます。
たいていの方は、お尻が突き出るか、お腹を突き出してしまう、そのどちらかです。
また、巻き肩の方も多いので、胸を広げて、マニ（丹田）に力を満たしましょう。

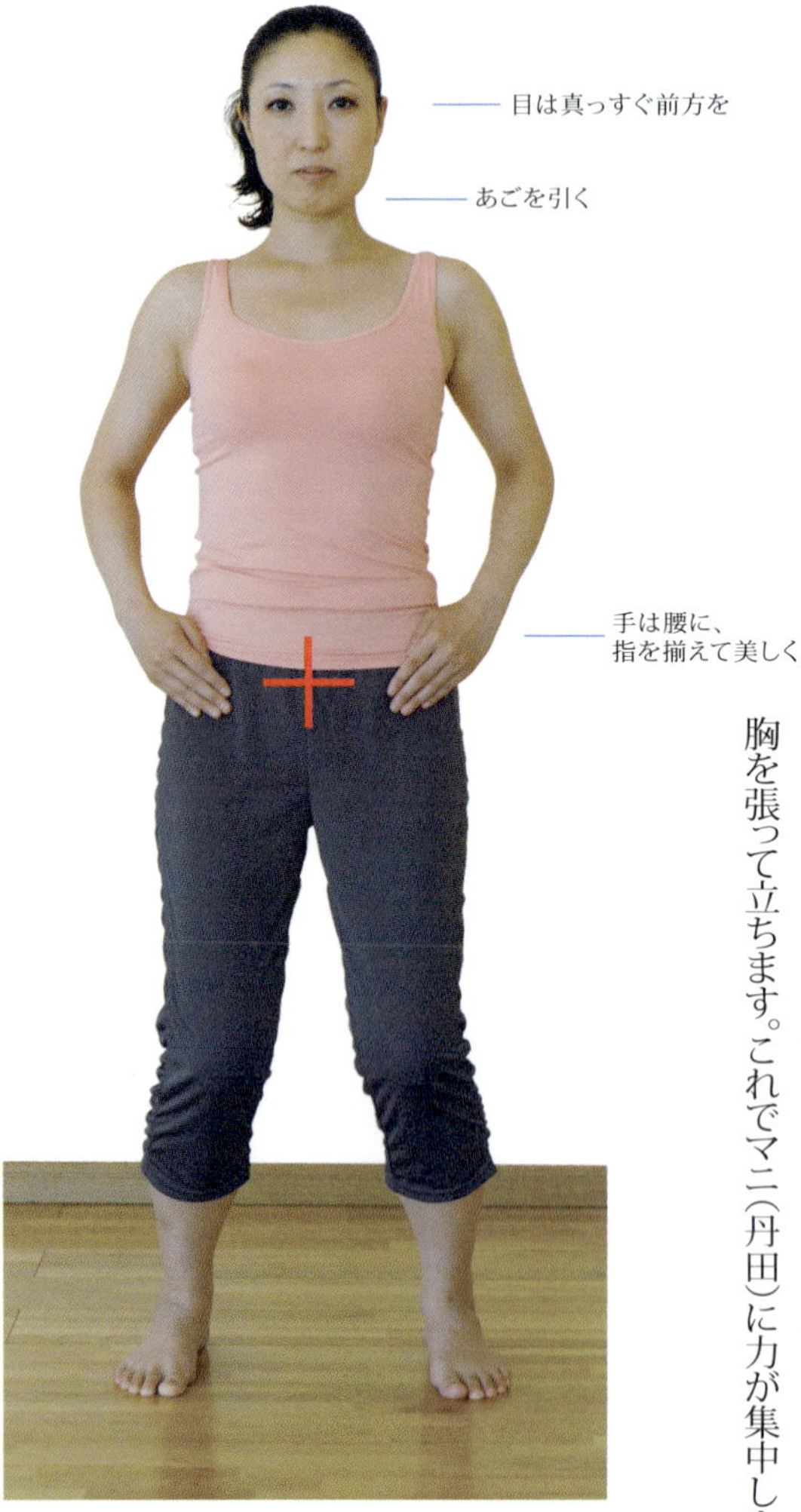
目は真っすぐ前方を
あごを引く
手は腰に、
指を揃えて美しく

足を肩幅に開き、膝は自然にゆるむ形で肩の力を抜き、胸を張って立ちます。これでマニ（丹田）に力が集中します。

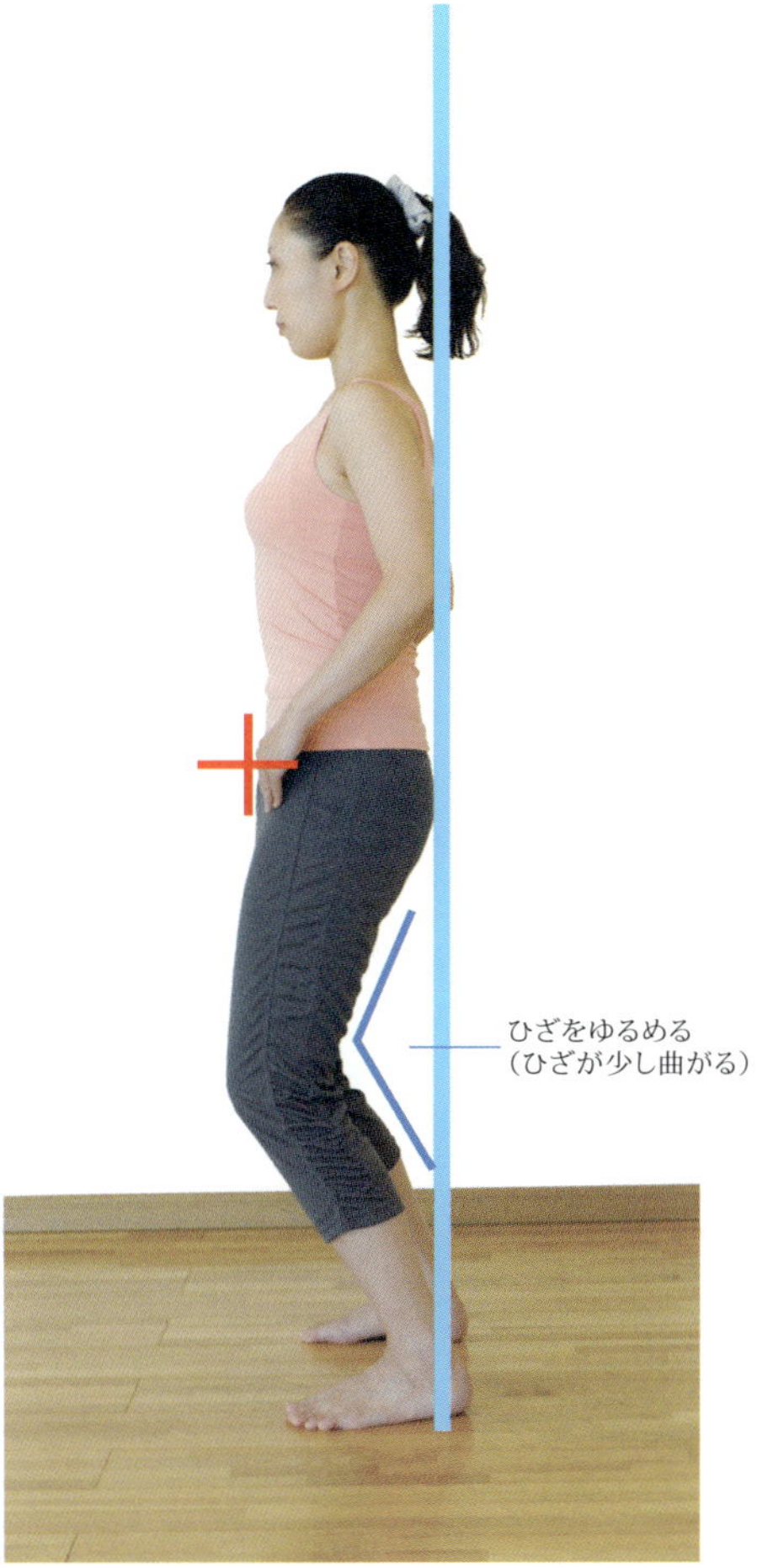

頭頂部が上に引っ張られるイメージで背筋を伸ばす。
お尻を突き出さずに肛門をしめる。

ワンポイント！
ハートの十字とマニの十字、共に愛氣で満たします。

この姿勢を維持するだけでも、体幹がしっかりとしてきて、太もものインナーマッスルが鍛えられます。下半身の筋力がつくことで肩の力が自然に抜けて、楽な姿勢になってきます。

マニボディワーク

まさに、変わる！「かぐらサイズ」の呼吸法

呼吸ひとつで体が変わる！「かぐらサイズ」の呼吸法
基本の呼吸法、静の「マニ呼吸」と動の「舞呼吸」。
「マニ呼吸」では、大きくお腹を膨らませたりへこませたり。
これだけでもインナーマッスルを鍛える運動法。舞呼吸では全身を使い、
まさに舞の基本形における呼吸法です。

マニ呼吸

鼻から吸って口から吐く腹式呼吸。おへそから指３本分下あたりがマニ（丹田）の位置。

ここに「生命エネルギー」を満たすよう意識しながら、大きく吸ってゆっくり吐き出す呼吸法です。

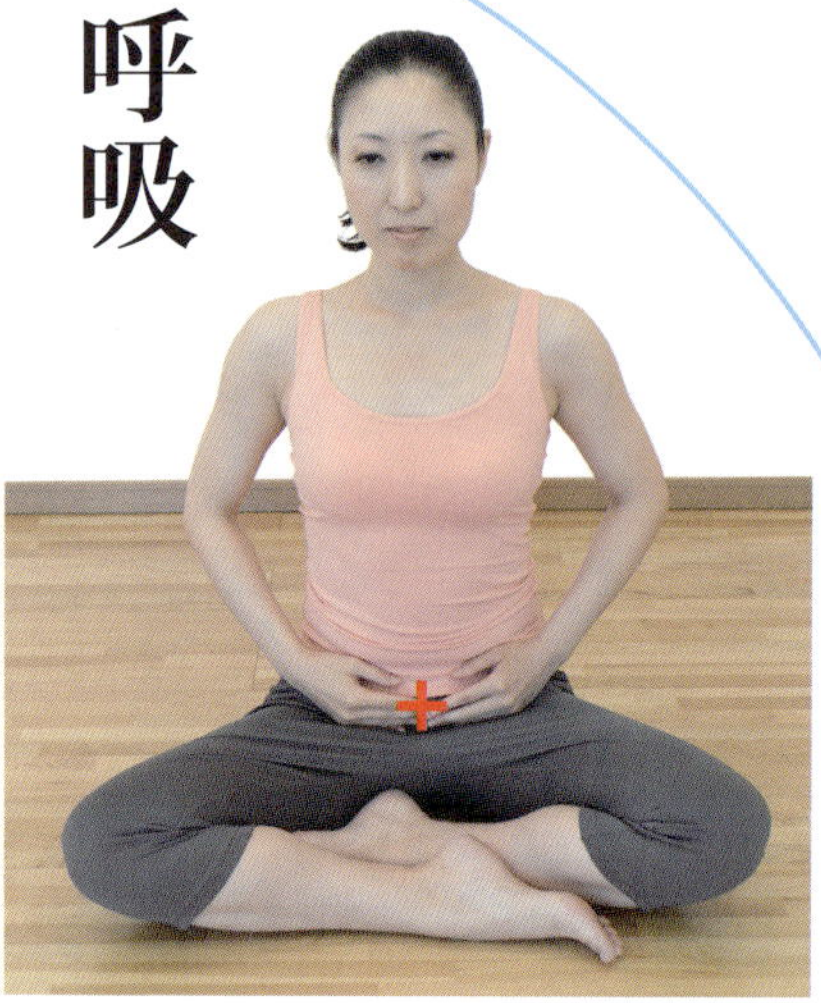

手でマニ（丹田）の位置を押さえながら、背筋を伸ばして。
目線は中空。吸う時は腹を膨らませ、吐く時にはへこませます。

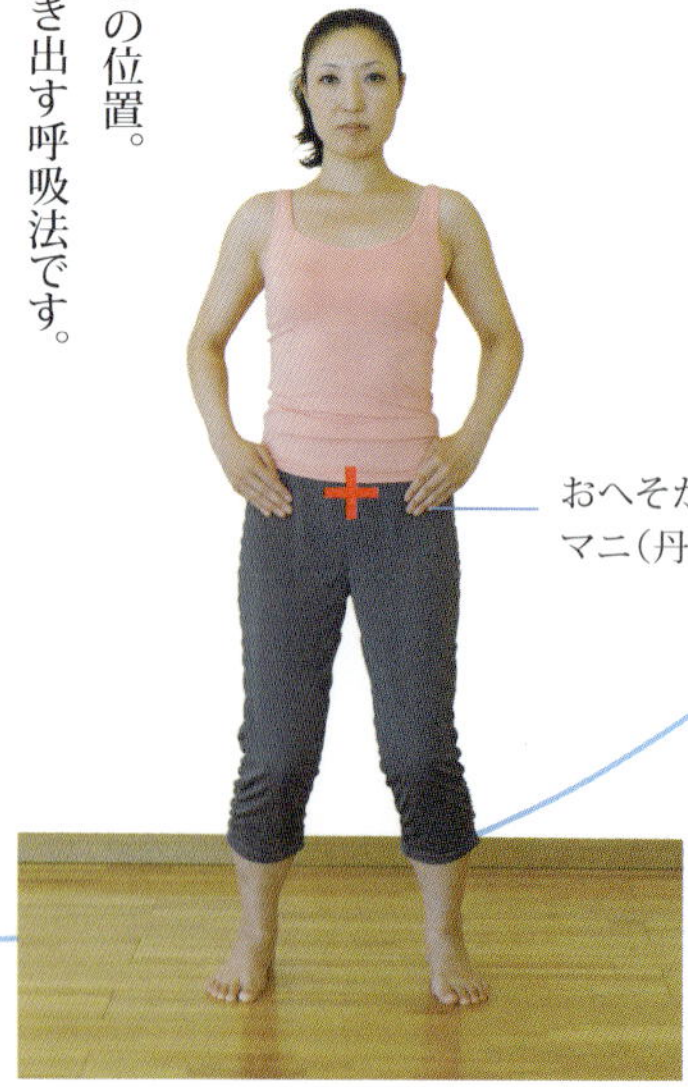

おへそから指３本分ほど下が、
マニ（丹田）の位置

腕を広げ、体を伸ばしながら吸っていきます。

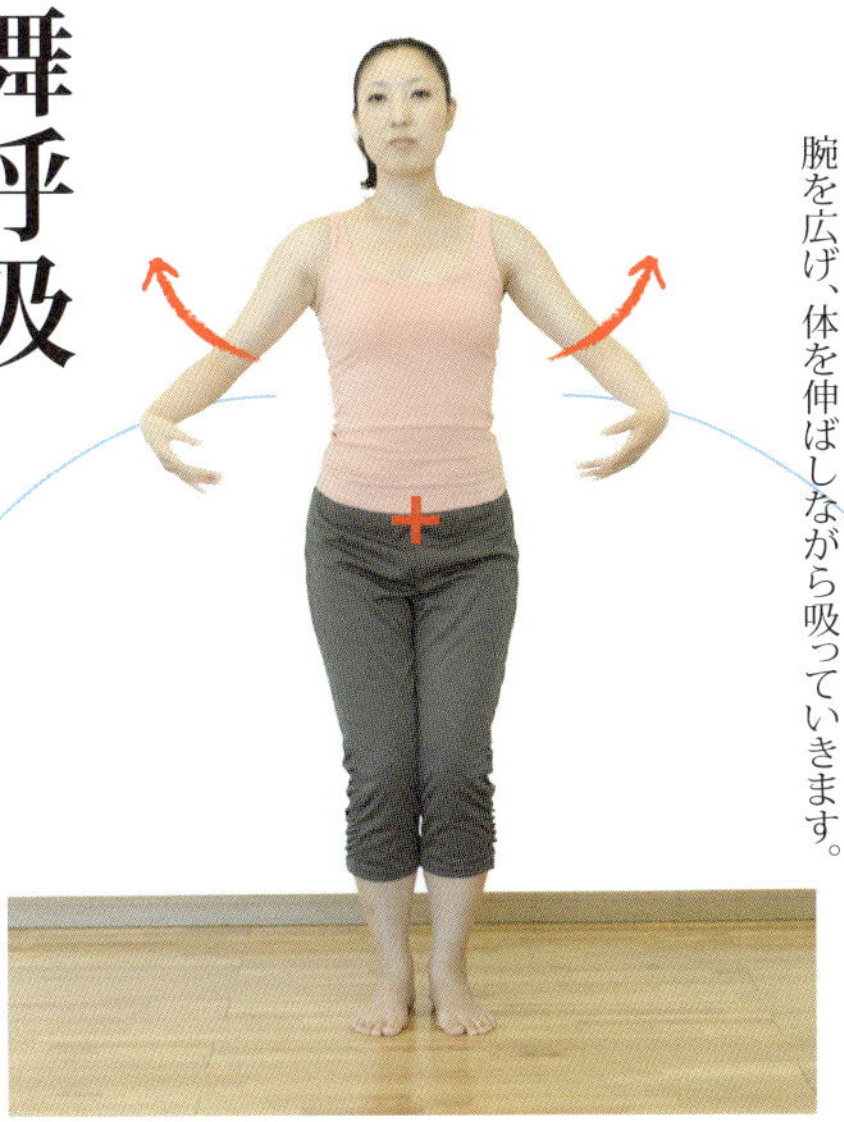

体を縮めながら最後まで息を吐き切ります。

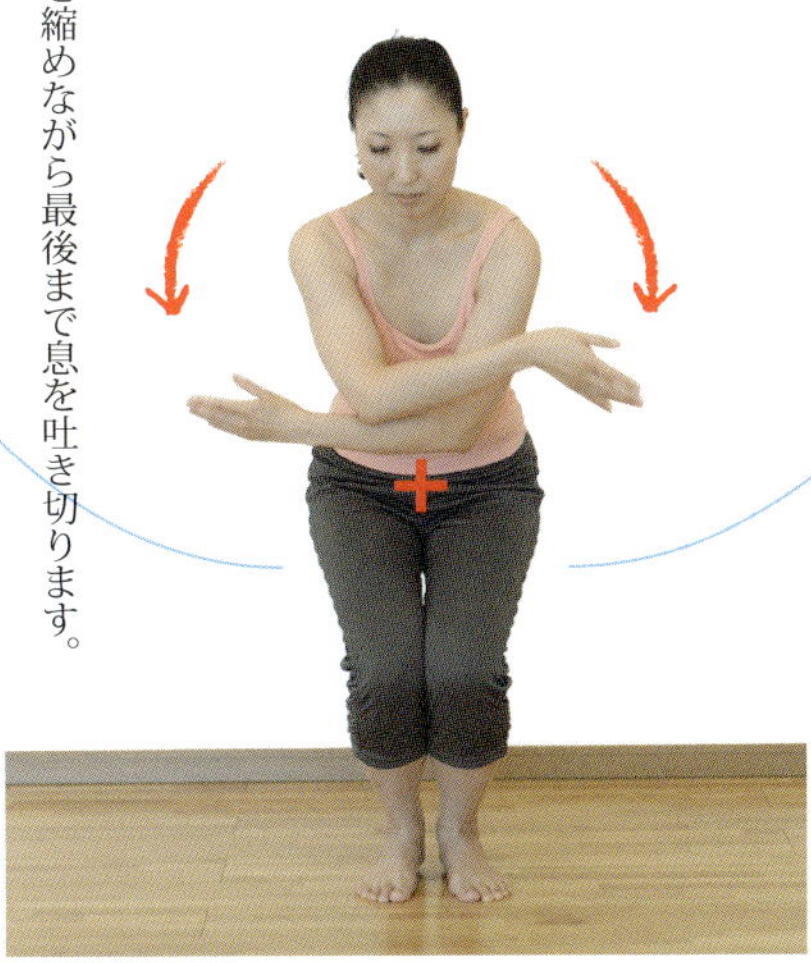

舞呼吸

動きながら行う舞呼吸。体を広げる時に吸って、縮める時に吐くのが基本

！

ワンポイント！

「マニを氣で満たす」というようなイメージで気持ちよく呼吸しましょう。

呼吸が深まることで体熱が上がり脳幹が刺激されます。お腹を膨らませたりへこませたりでマニを練り、天地の氣を体の中に流し込むというイメージで気分も落ち着きます。この呼吸法だけで、筋肉強化と癒しの効果抜群！

マニボディワーク

ダイエットのためのハス呼吸(蓮華息《れんげそく》)

先に呼吸法として、基本の「マニ呼吸」と「舞呼吸」をお伝えしましたが、さらにマニを鍛える呼吸法として、ハス呼吸があります。「ハ〜ス〜」と声を出して行うのでハス呼吸であり、正式には蓮華息といって蓮の花の呼吸法です。練習方法としては厳しいのですが、蓮の花のイメージをしながら行うので美意識が向上します。

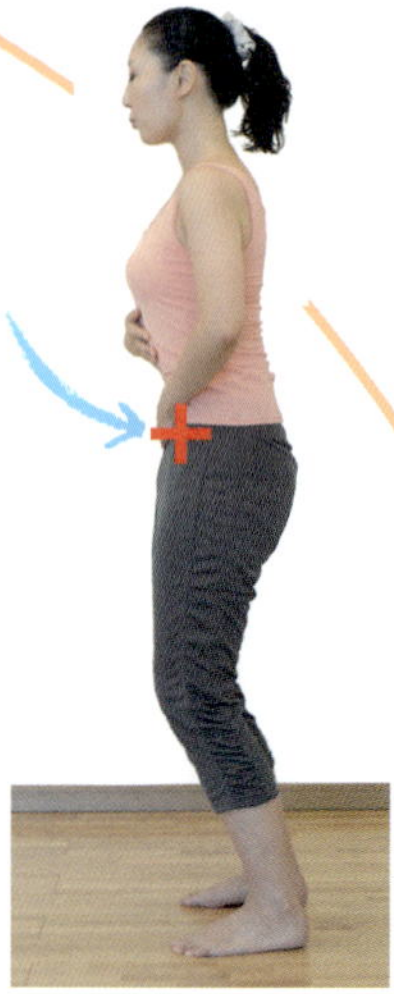

先に「ハ〜」と声を出しながらおへその「下」をへこませ、

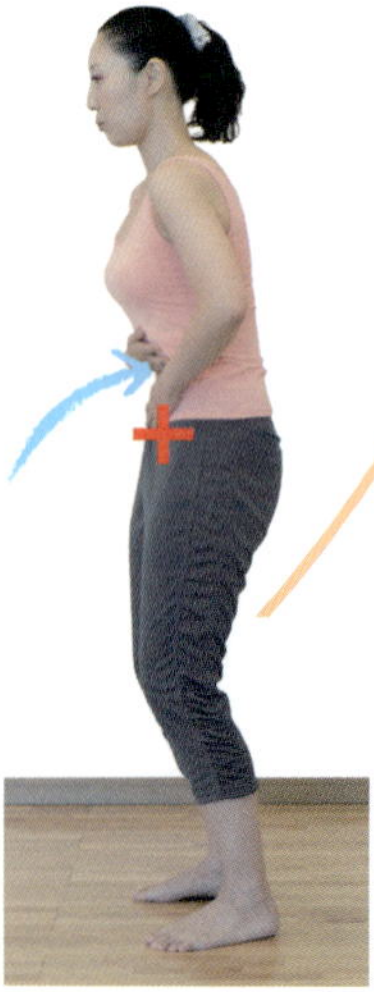

次に「ス〜」と声を出しながらおへその「上」をへこませていきます。

ワンポイント！

お腹を膨らませながら大きく吸い込み2段階で息を吐き切ります。

最初の練習時は少し苦しいのですが、「マニ」を鍛えると共にお腹のダイエットにとても効果のある呼吸法です。おへその上と下に手をおいて確かめながら練習しましょう。教室では、このハス呼吸でスッキリとやせた方がおられます。

基本の歩き方

すり足とその効能

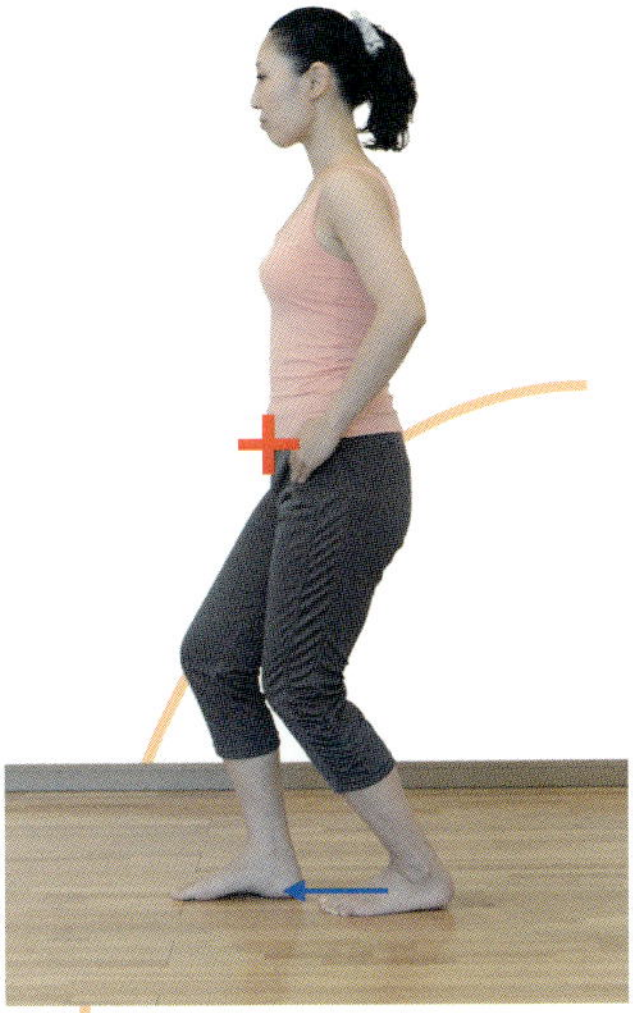

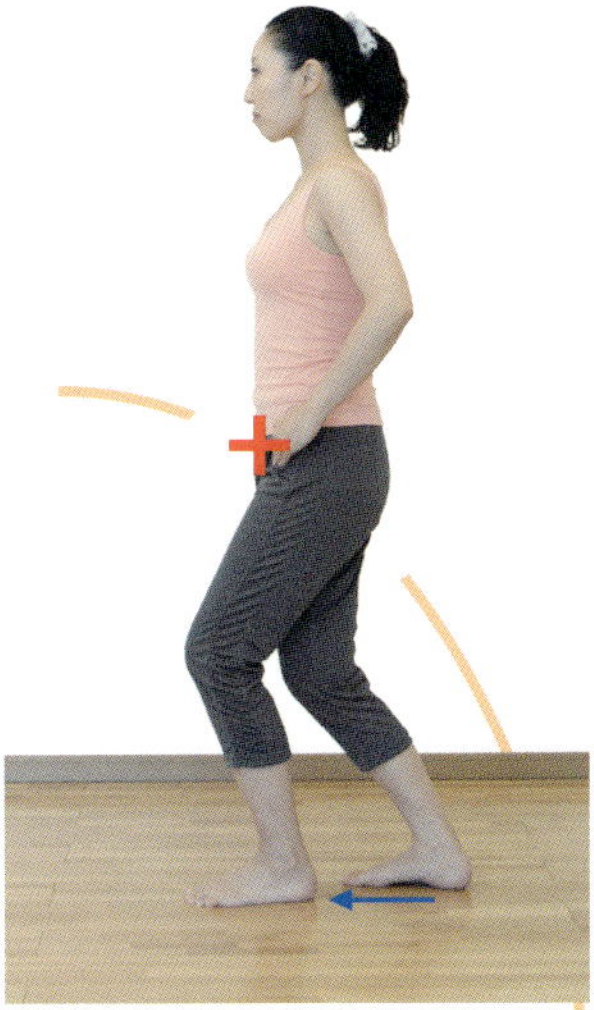

基本姿勢を保ちながら、中腰にて足の踵を上げずに歩きます。
目線は真っすぐ、あごを引いて背筋を伸ばして歩きます。

「する」と言っても足をひきずって歩くのではなく、片足立ちの連続でバランスを取って歩きますが、最初は腰から動く感覚が解らずにバラバラな歩き方になります。「すり足八年」と言われるくらい大切に練習されてきた日本の舞の世界の基本の歩き方です。中腰によるインナーマッスルの強化が大きく、姿勢を良くしたすり足練習だけで多大の効果があります。

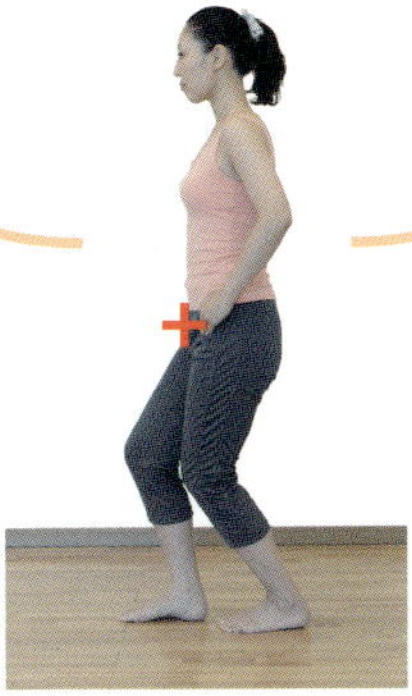

まっすぐな姿勢にご注目ください。

ワンポイント！

意識を足の裏の母指球に持っていき地面を感じながら歩きましょう。

練習するほどに、体幹が鍛えられ、体のバランス力がつくのと同時に、心を沈静化する効果があります。

マニボディワーク

光のエネルギーを体内に入れる「太応礼《たいおうれい》」

太礼神楽のひとつの型であり、始まりの作法です。
天地の氣を意識して両手で受け入れ、両腕を大きく天地を包むように上げていきます。
頭頂部で「光の玉」を観て受け取り、その玉を「眉間」「ハート」を通して「マニ（丹田）」に納め、
基本の姿勢に戻ります。この一連の作法が「太応礼」です。

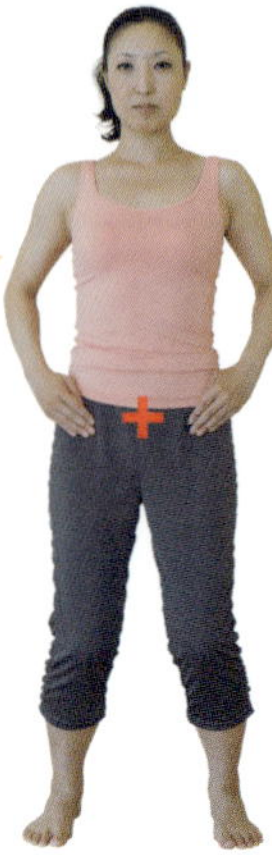

1
太元の構え
（基本姿勢）

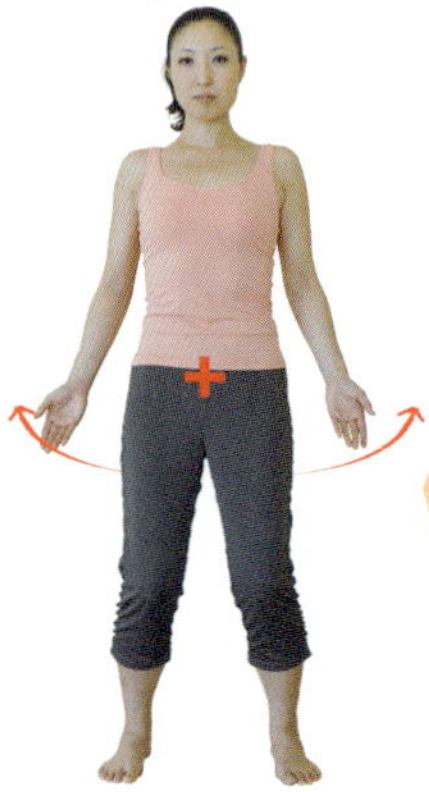

2
招礼《しょうれい》

基本の構えから
天地の氣を招き入れる
気持ちでゆっくりと
手の平を返します。

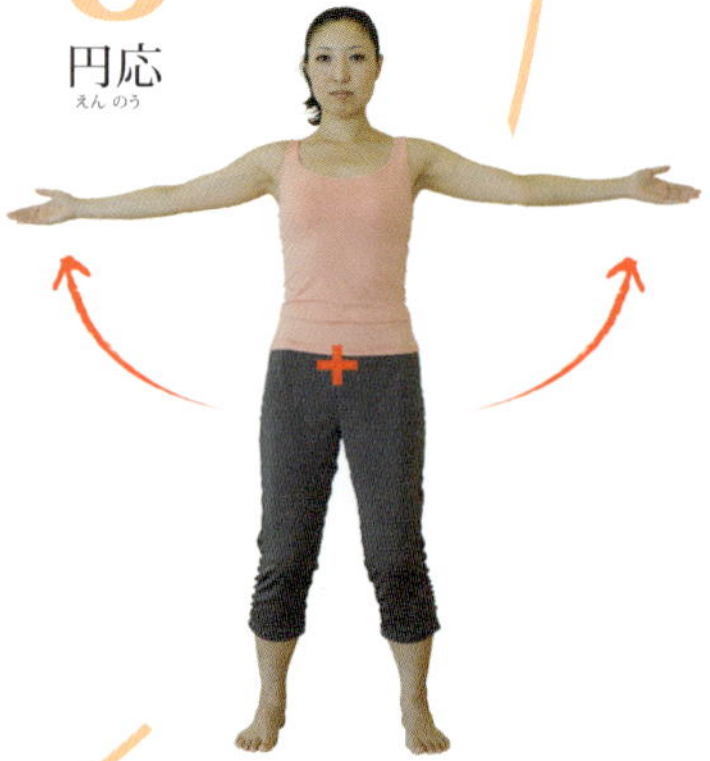

3
円応《えんのう》

両腕で天地をかかえこむように
まるく大きく上げていきます。

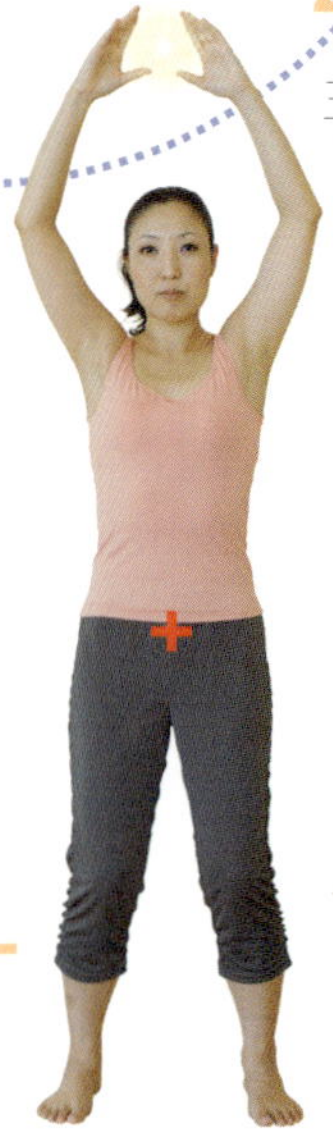

4
玉受《ぎょくじゅ》

心の目で「光の玉」を観て、
手の中に受け取ります。

ゆっくり吸い込む

ゆっくり吐き出す

5
正中《せいちゅう》

受け止めた光をゆっくりと中心軸に沿って下ろしていきます。

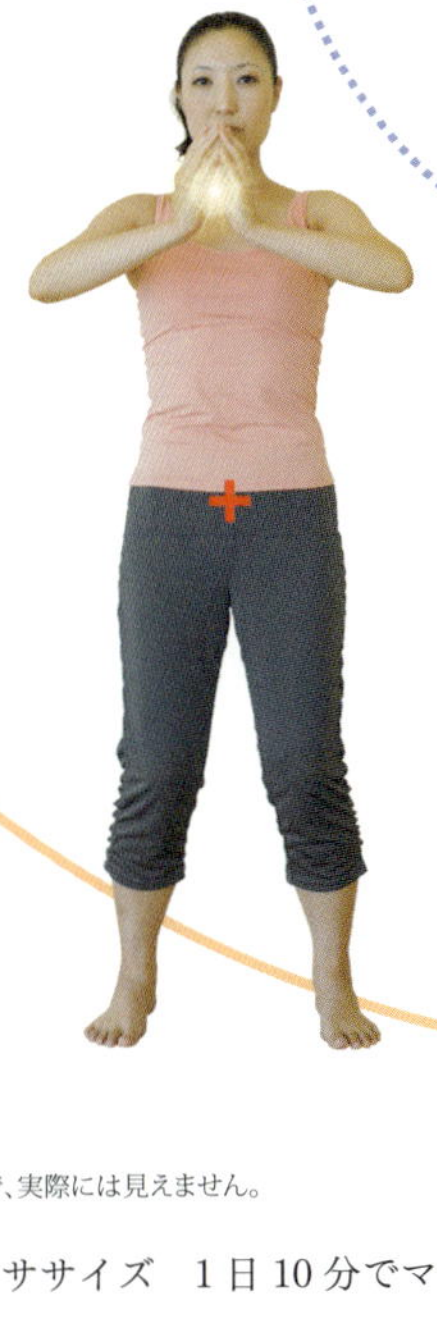

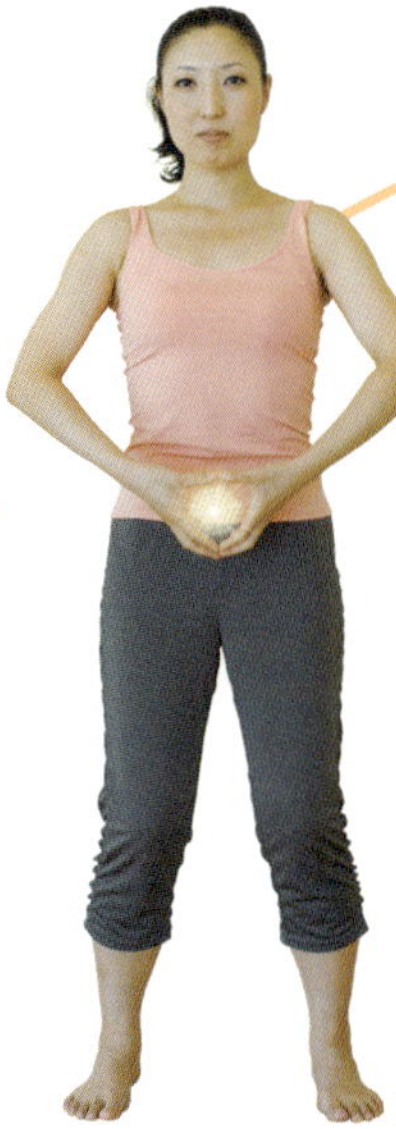

6
マニ（丹田）

ゆっくりと
基本の構えへと戻り
両手を腰の位置に
※指先を揃えること忘れずに

「光の玉」をしっかりとマニに納めます。

！ワンポイント！

腕を上げていく時にも、肛門を閉めてしっかりと大地に立ちます。背中の伸びを意識しましょう。

「天地」「光の玉」を意識しながら呼吸すると体の中に光が広がり、どんどん活力がわいてきます。この「光の玉」はあなたに大きな力をくれるでしょう。これが自然の生命エネルギー。しっかりと感じてください。

写真内にあります、左記の「光の画像」は、イメージですので、実際には見えません。

マニボディワーク

クルクルまわすだけで柔軟度、筋力アップ

「クル」（回転操法）足首と膝

クルは体の中の関節を中心に、クルクルと回せるところはどこでも回す操法です。
下半身から胸、手首、肘、肩、首、それから顔へと順にゆっくりと回していきます。
ここではマニボディのために、特に下半身から胸のクルをお伝えします。

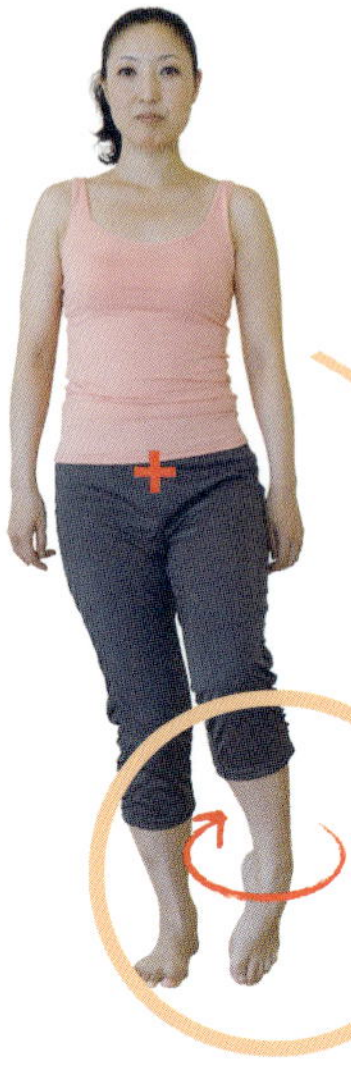

ゆっくりと片足ずつ、
左回り右回り共に
充分な回数で

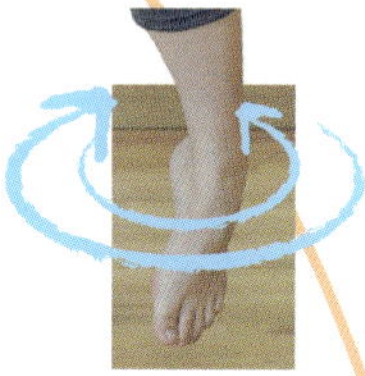

最初は足首を床につけたまま
足首回しで徐々に筋力を
つけて片足立ちが出来るように
していきましょう。

ワンポイント！
意識を動いている箇所に集中して
ゆっくりと息を吐きながら動かします。

1 足首のクル

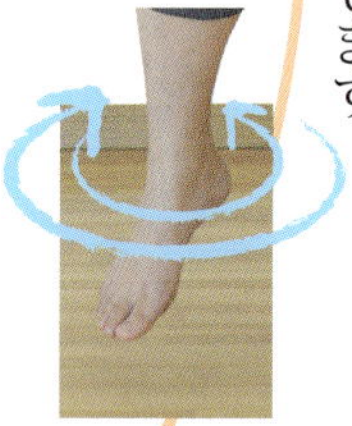

体のインナーマッスルを鍛え、
バランス感覚の回復に効果が
でます。やってみてビックリされ
る方が多いのですが、足首が、
意外に皆さん、かたい！必ず息
を吐きながらゆっくり回します。

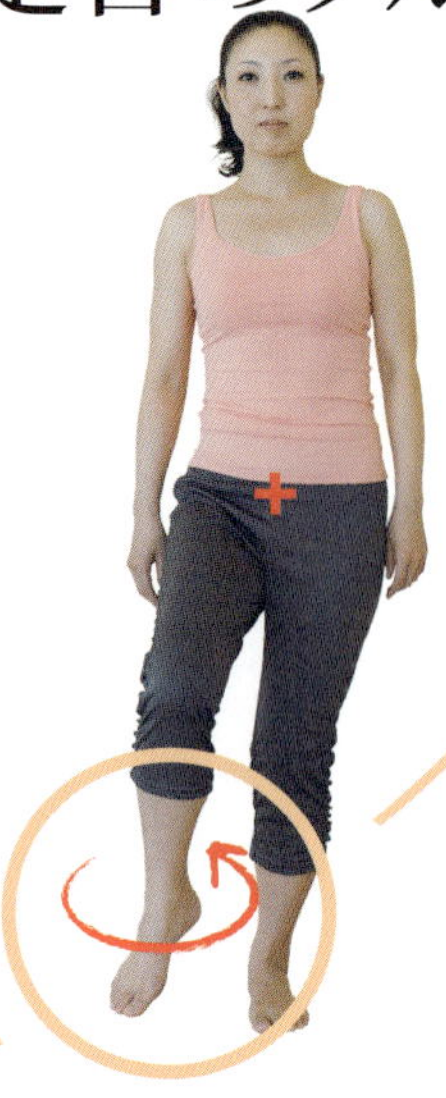

足を替えて両足行います。

「左回りがしにくい、右足首の方が、かたい…」と左右の違いなどに
気付くかもしれません。その場合は、体の要求に従って回数を変えるなど
気持ちよいように動いていきましょう。
体が教えてくれることに従っていきます。

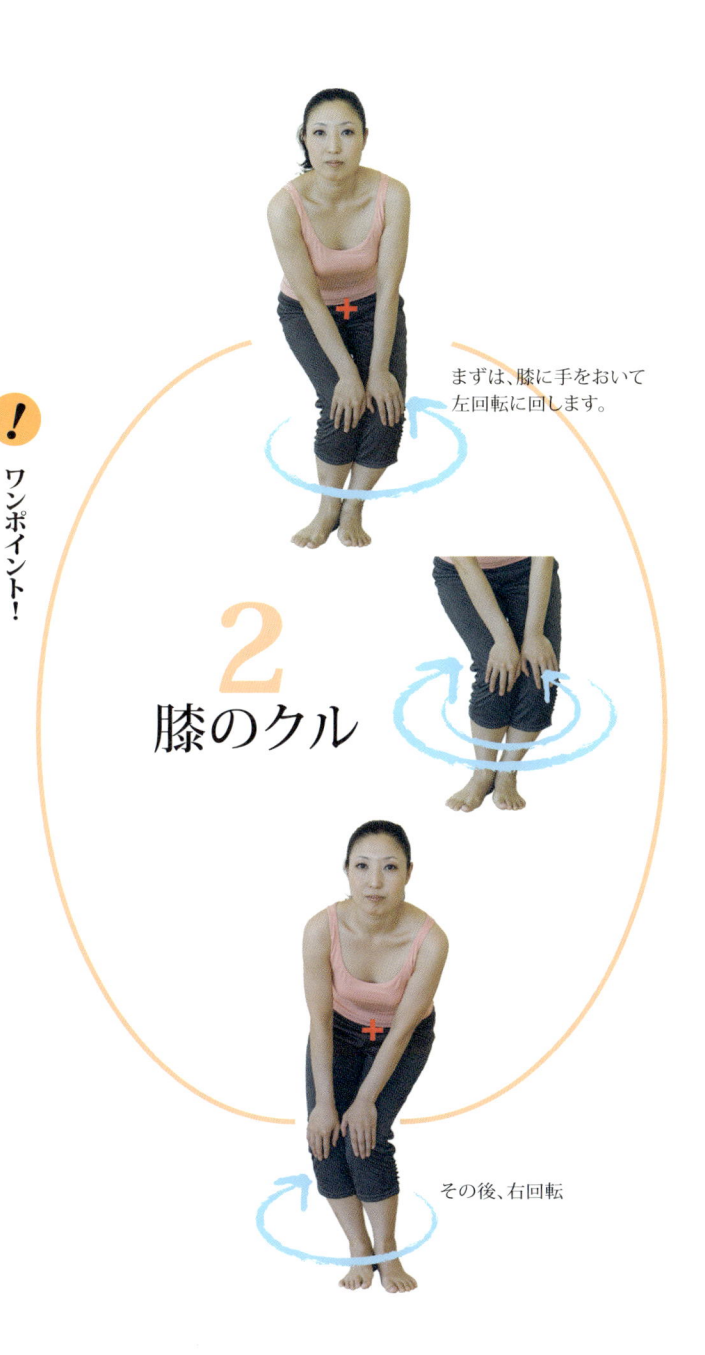

2 膝のクル

まずは、膝に手をおいて
左回転に回します。

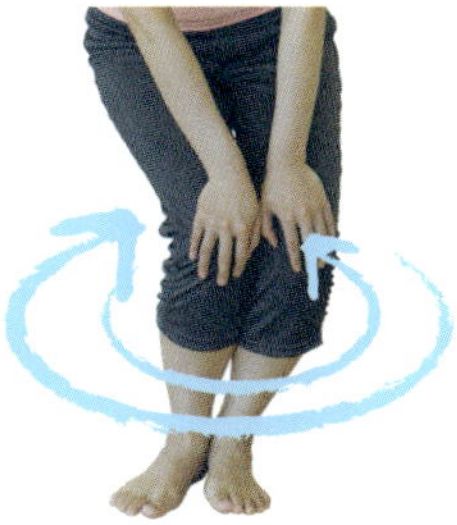

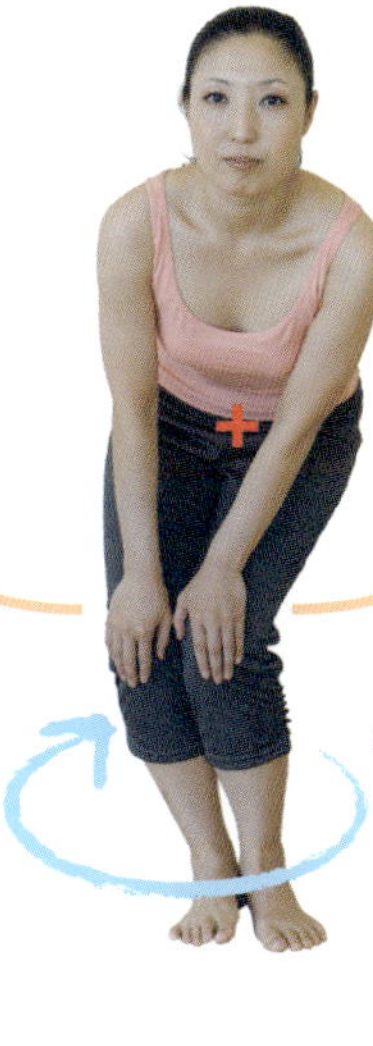

その後、右回転

ワンポイント！
膝は故障しやすいところなので、ゆっくりと注意深く始めましょう。

慣れてきたら手を離して腰を落とした形で回転させてみましょう。
この中腰の姿勢もインナーマッスルを鍛えます。
柔軟度と筋力のアップの両方が見込めるのは、ゆっくり動かすのが秘訣。

マニボディワーク

クルクルまわすだけで柔軟度、筋力アップ

「クル」（回転操法）腰と胸

「足首」「膝」の次は、「腰」と「胸」。お腹とウエスト引き締め効果も大きく、ダイエットにも絶大のクル。

仙骨のあたりの筋のからみがほぐれ、腰から背骨がしっかり立つ感覚になります。

大きく息を吐きながら、気持よく行いましょう。

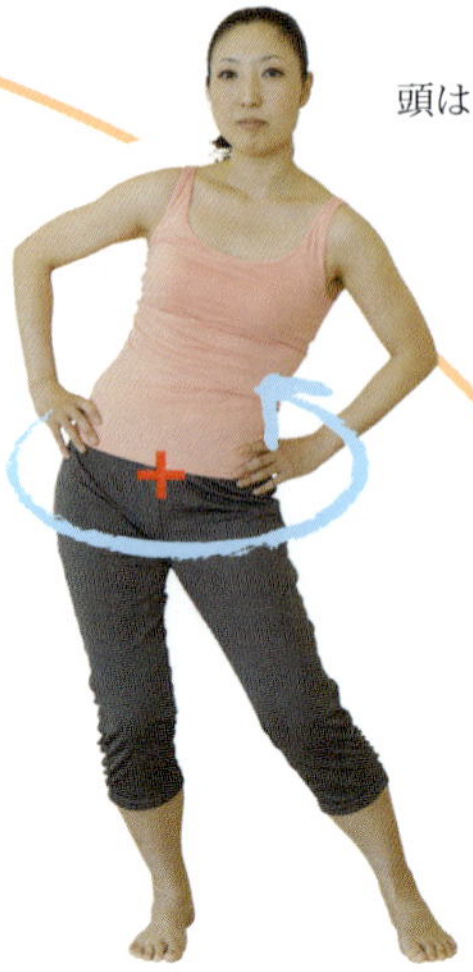

ワンポイント！
頭を立てて顔は真っすぐ中心軸を乱さずに腰を回します。

3 腰のクル

腰を中心に体を回します。

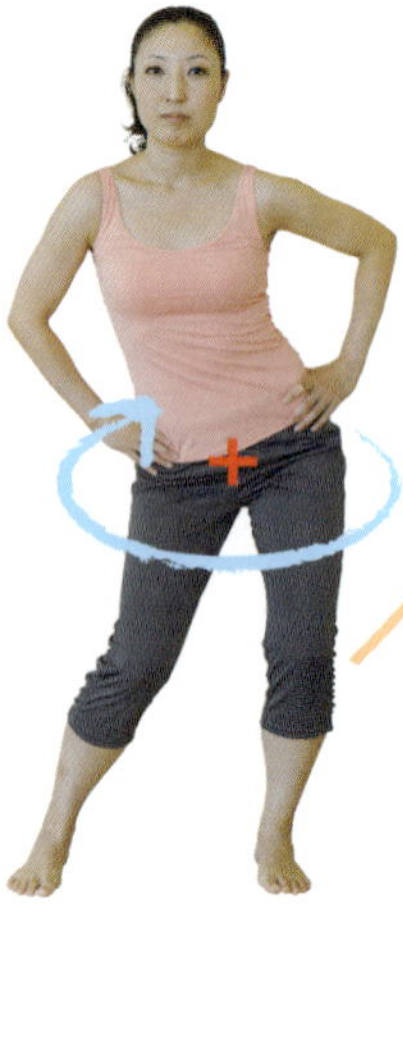

大きな円を腰で描けるほど、インナーマッスルは鍛えられます。息を吐きながら回すのを忘れずに。

4 胸のクル

腰を固定して胸だけ回します。

腰を手でしっかりと押さえて
腰を動かさずに胸を回します。

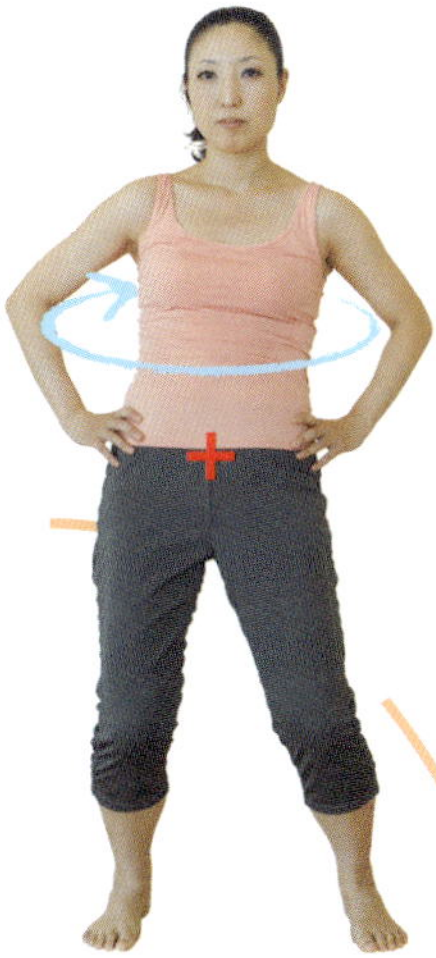

顔は真っすぐ、頭の上を
引っ張られているような感覚で

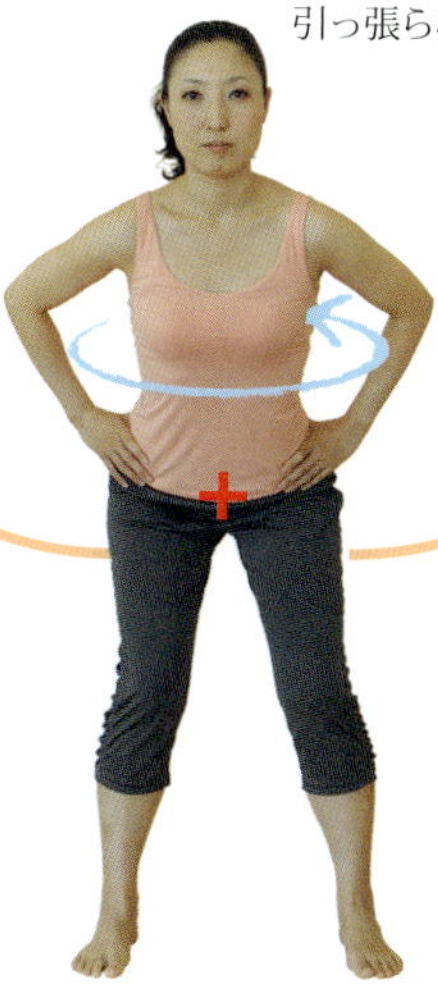

左回転のあと、右回転を行います。

ワンポイント！
最初は難しいので小さな円で回す。慣れると大きく回るようになります。

このようなクルの操法で、各関節や回るところをすべて回すと体の柔軟度がアップすると同時に、ゆっくり回すことでインナーマッスルを鍛えることが出来ます。

マニボディワーク

振る動きで体をゆるめると同時に筋力をつけていく

「フル」（振動操法）

全身を振る動きによって細胞を活性化させ、体をゆるめると同時に筋力をつける操法。基本の構えとマニ呼吸を忘れずにフルフルと振動運動を行います。

フル1番

腕の振り下ろし

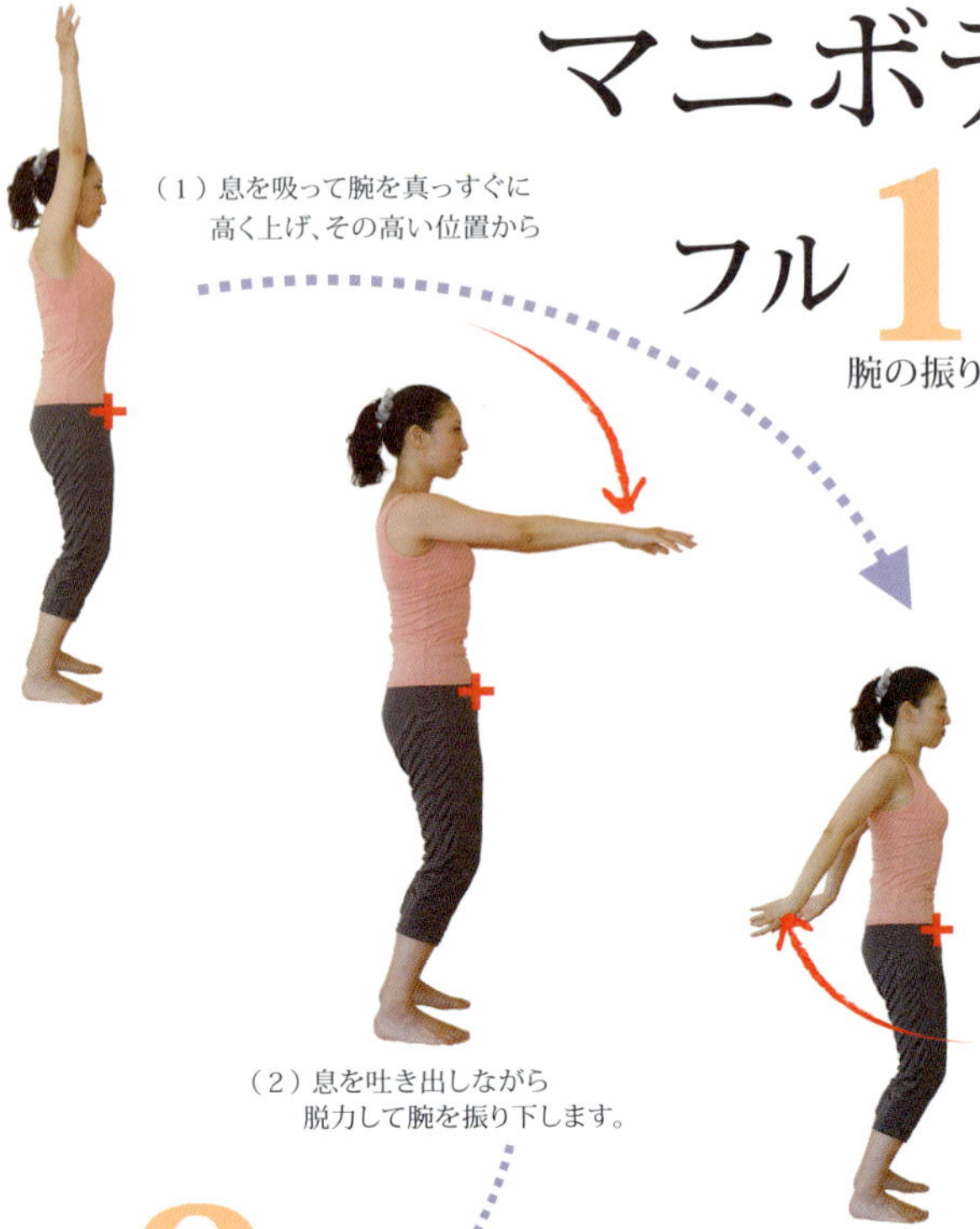

（1）息を吸って腕を真っすぐに高く上げ、その高い位置から

（2）息を吐き出しながら脱力して腕を振り下します。

（3）肩甲骨が腕の重みでギュッと絞られる感覚のところまで

腕の可動域を広げ、肩凝りにも効果大。

フル2番

腕の振り子運動

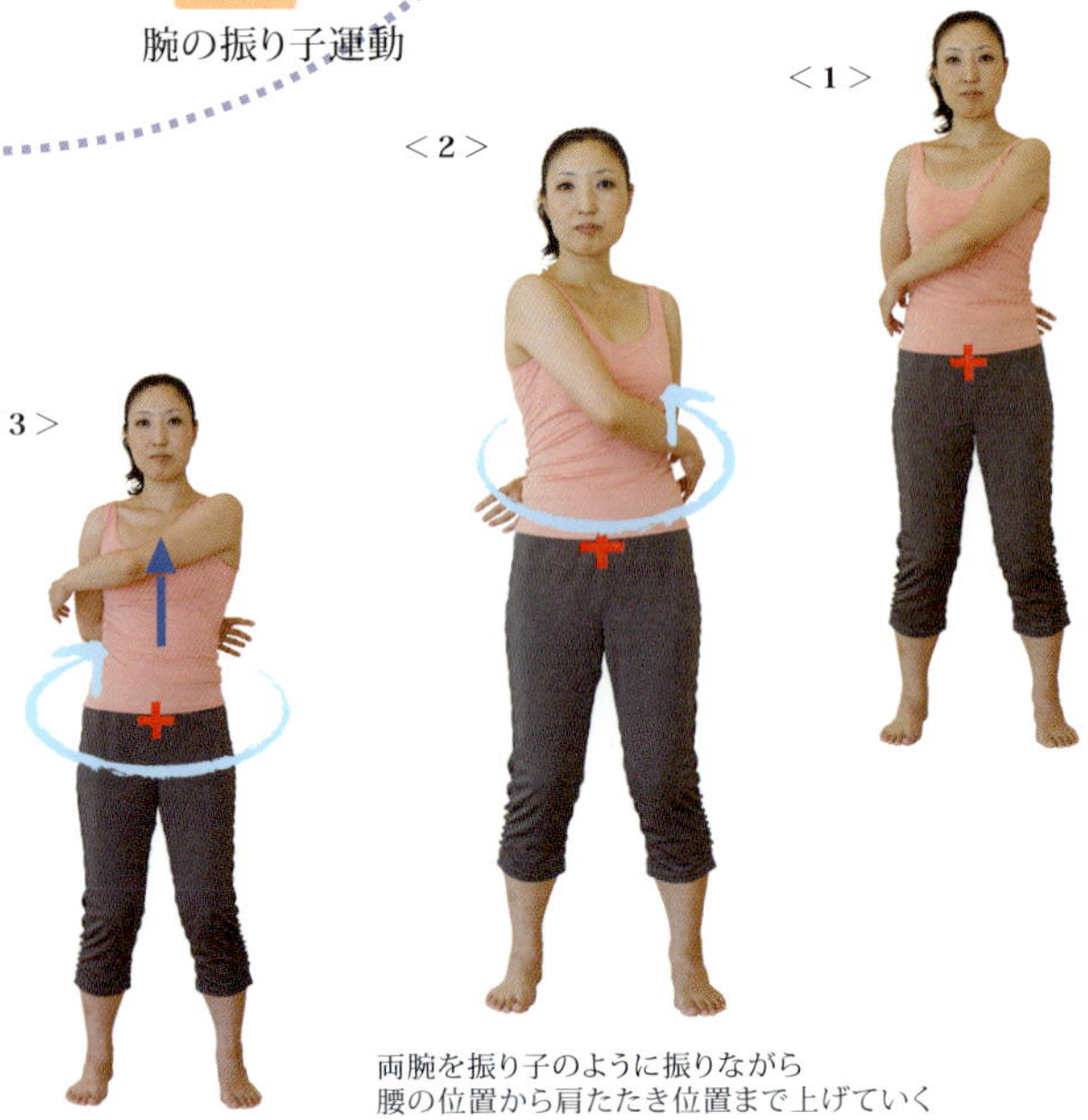

<1>

<2>

<3>

顔は真っすぐ前を向いて振らないように注意

両腕を振り子のように振りながら腰の位置から肩たたき位置まで上げていく

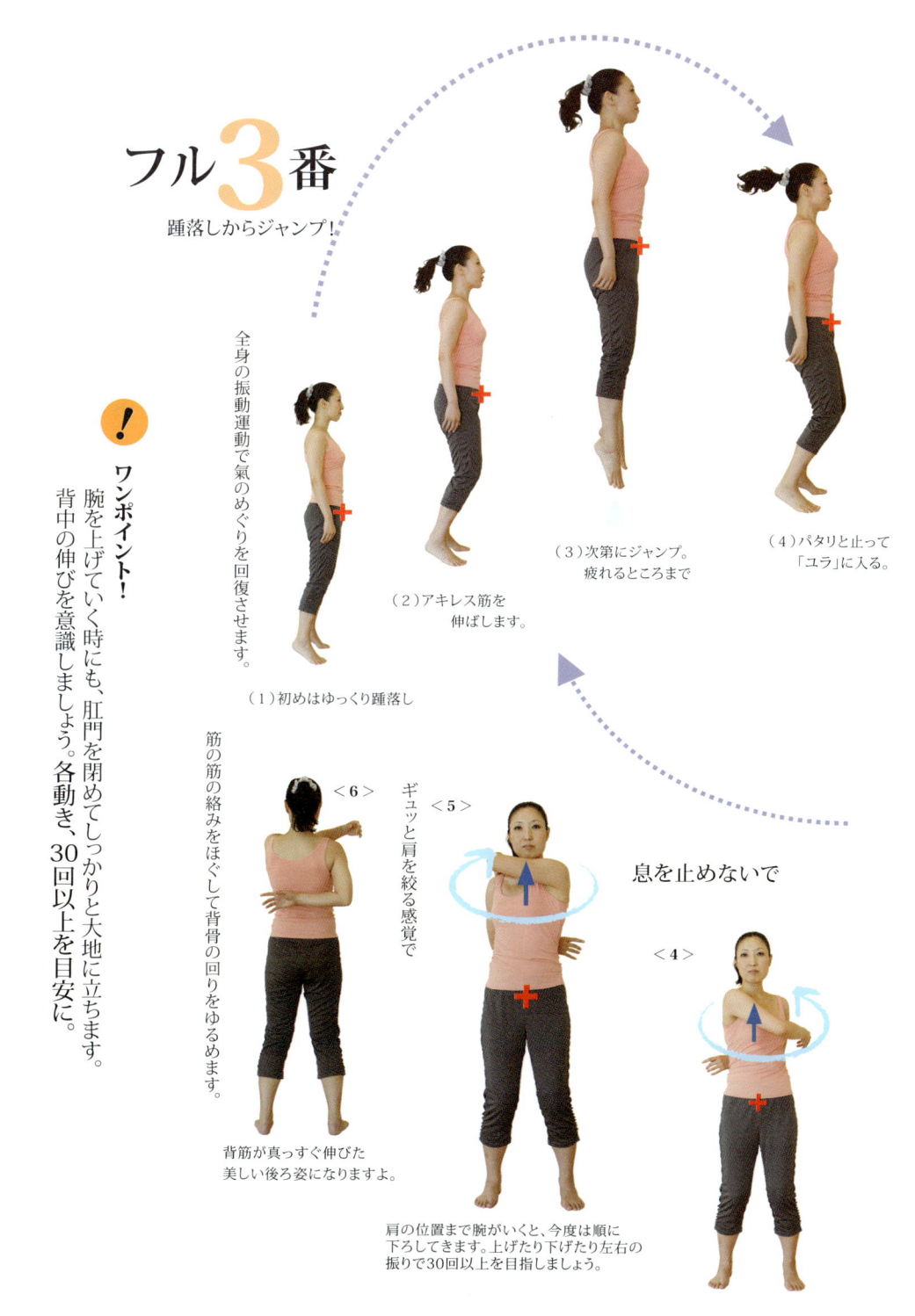

フル3番

踵落しからジャンプ！

ワンポイント！
腕を上げていく時にも、肛門を閉めてしっかりと大地に立ちます。背中の伸びを意識しましょう。各動き、30回以上を目安に。

全身の振動運動で氣のめぐりを回復させます。

（1）初めはゆっくり踵落し

（2）アキレス筋を伸ばします。

（3）次第にジャンプ。疲れるところまで

（4）パタリと止って「ユラ」に入る。

息を止めないで

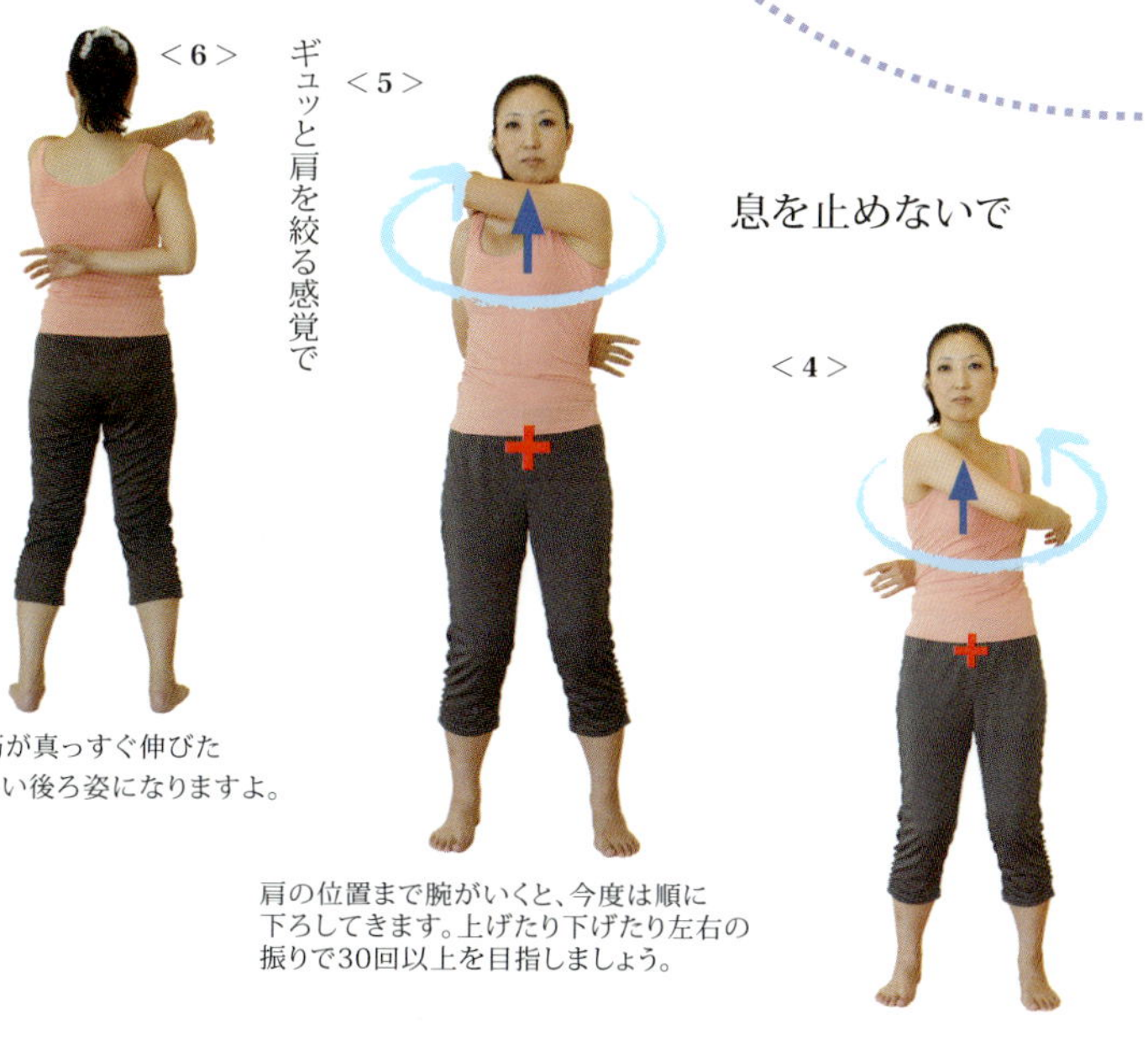

＜4＞

＜5＞ ギュッと肩を絞る感覚で

肩の位置まで腕がいくと、今度は順に下ろしてきます。上げたり下げたり左右の振りで30回以上を目指しましょう。

＜6＞ 筋の筋の絡みをほぐして背骨の回りをゆるめます。

背筋が真っすぐ伸びた美しい後ろ姿になりますよ。

マニボディワーク

十字舞から1の型

「斜め飛翔」脚の筋力をつけ体側を伸ばす

十字舞は、マニボディを作るための基本の足さばきが組み込まれた太礼神楽の最も基本となる操法です。ここでは、その中から特にマニボディの為のインナーマッスル強化ワークとなる3つの型をお伝えします。

腕を体の前で交差しながら鳥の羽のような動きで左の玉を見て、次に右の玉を見ます。左、右、左、右と4回が1セット。

「左」から

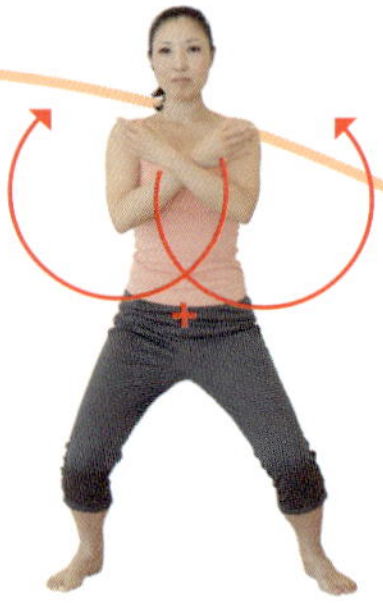

中腰で足を広げ、腕を胸の位置で交差。その手を下に回して

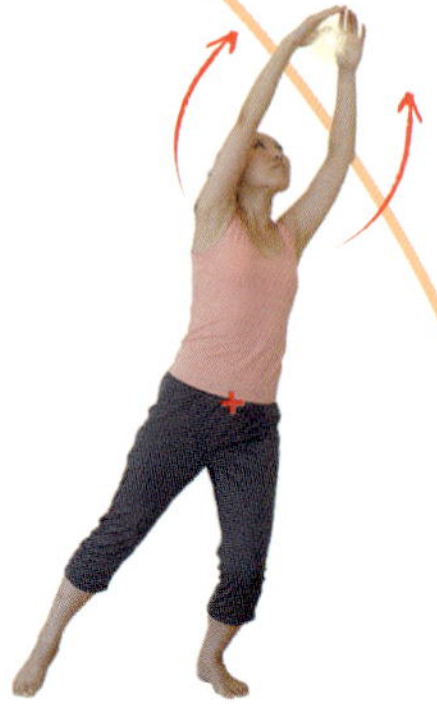

先に左に伸びながら、両手の指で作った円の中に左の玉を見ます。

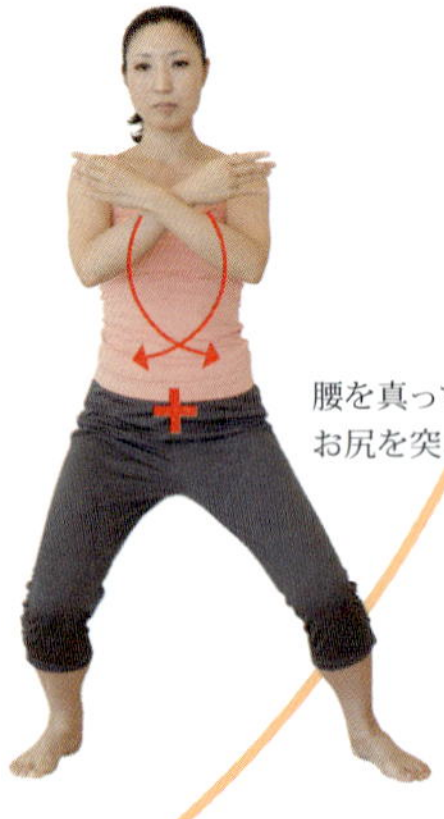

腰を真っすぐ落としてお尻を突き出さないこと

次に、腕を交差させて中央に戻って。

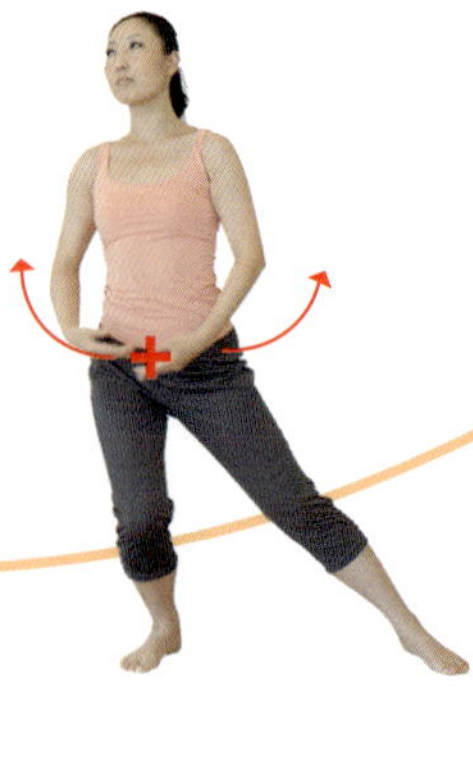

中央にいったん戻る時も中腰のままで、次に右に重心を移動します。

「右」へ

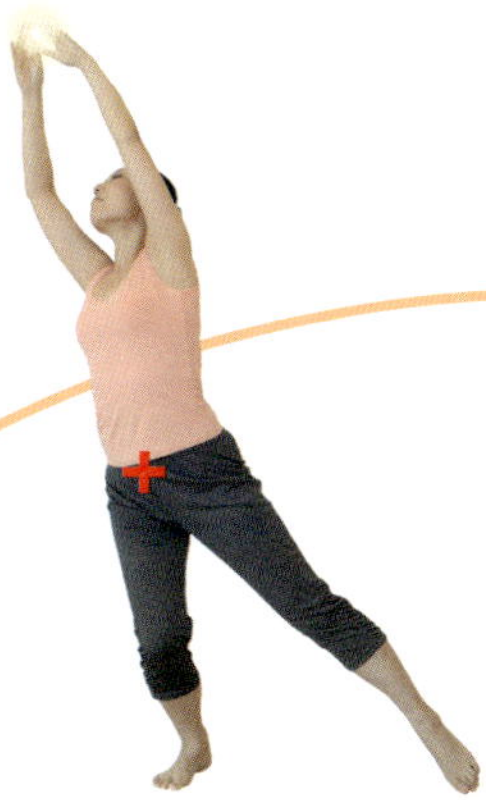

重心は右足に。左足は
斜めに真っ直ぐに伸ばします。

斜め上に伸びて行く時は、鳥が飛び立つ時のような腕の動き。
重心を片足にかける腰からの動きで大きく全身を使う。

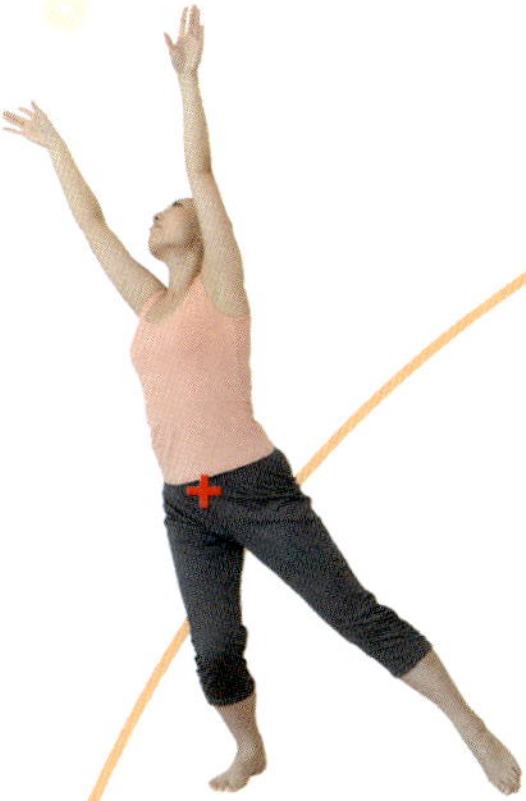

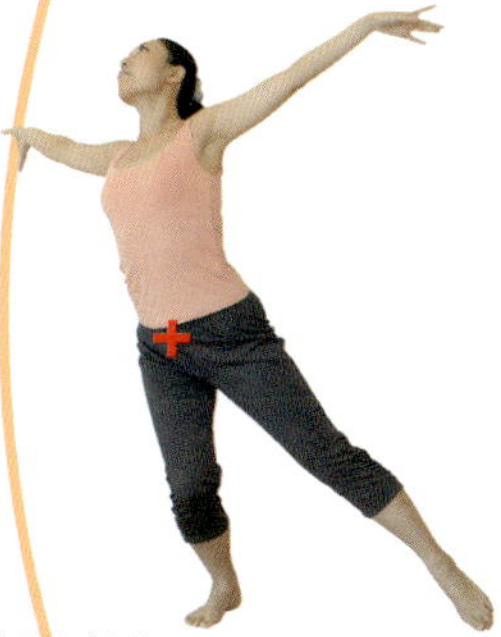

気持ちも軽く
飛んでいるようなイメージで

ワンポイント！
伸びる時に息を吸って、正面に戻る時に吐きます。
ゆっくり動きましょう。

中央に戻る時も、腰を低くしたまま左右の屈脚運動を行うことで、
下半身の強化とダイエットにも効果あり。気持ちよく体側を伸ばしましょう。

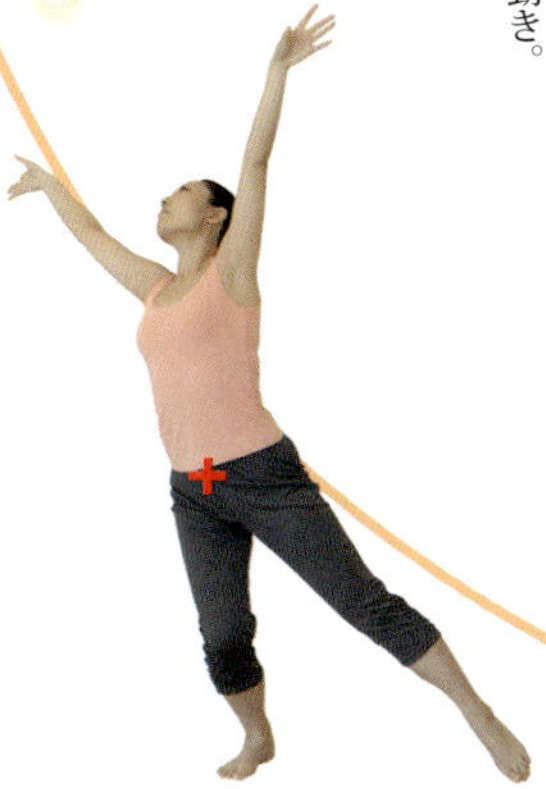

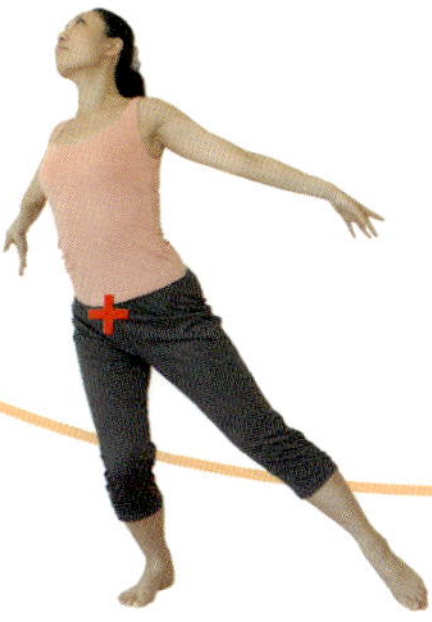

右の玉を見ながら腰から移動

写真内にあります、左記の「光の画像」は、イメージですので、実際には見えません。

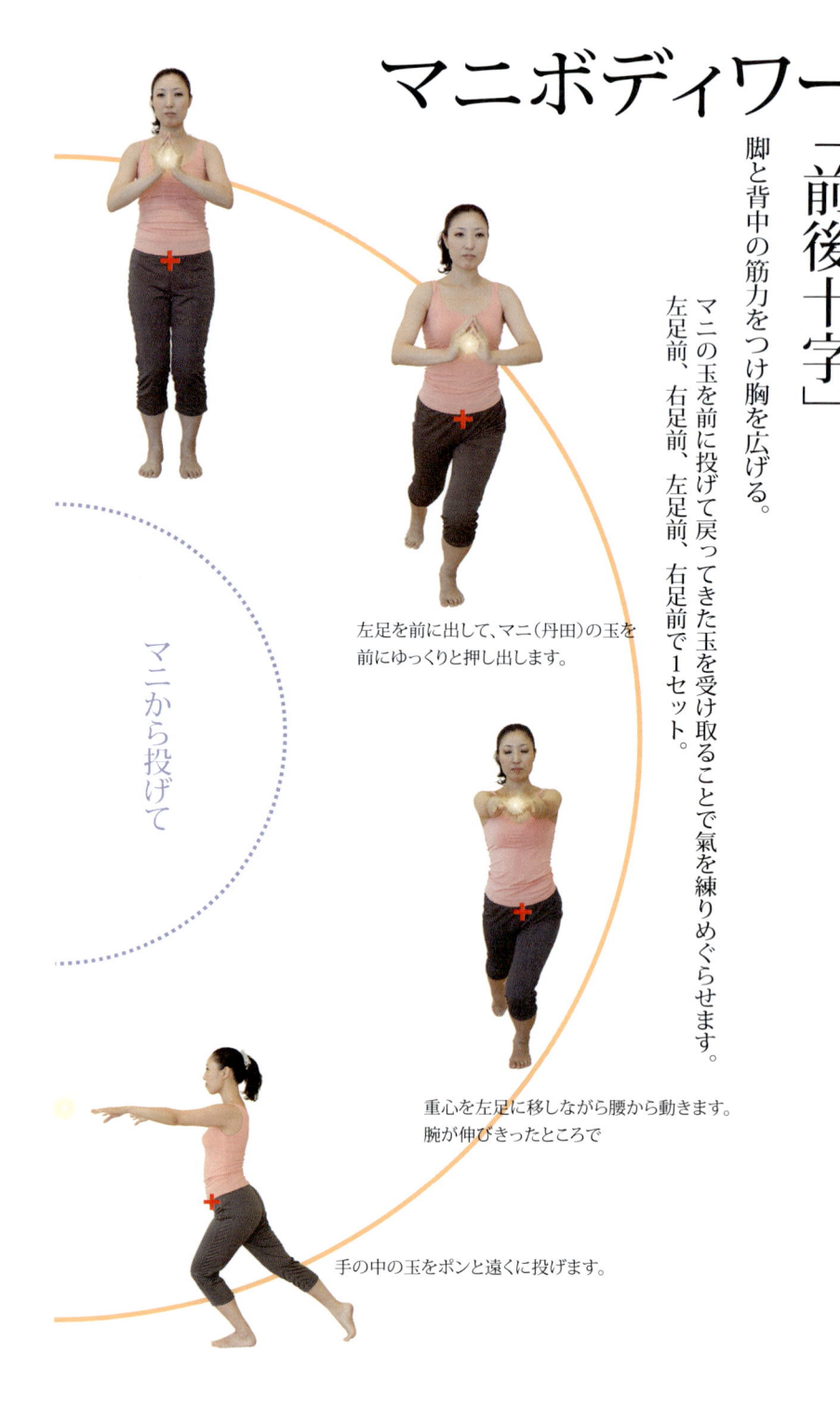

マニボディワーク

十字舞から2の型
「前後十字」

脚と背中の筋力をつけ胸を広げる。

マニの玉を前に投げて戻ってきた玉を受け取ることで氣を練りめぐらせます。
左足前、右足前、左足前、右足前で1セット。

左足を前に出して、マニ（丹田）の玉を前にゆっくりと押し出します。

マニから投げて

重心を左足に移しながら腰から動きます。
腕が伸びきったところで

手の中の玉をポンと遠くに投げます。

全身で受け取る

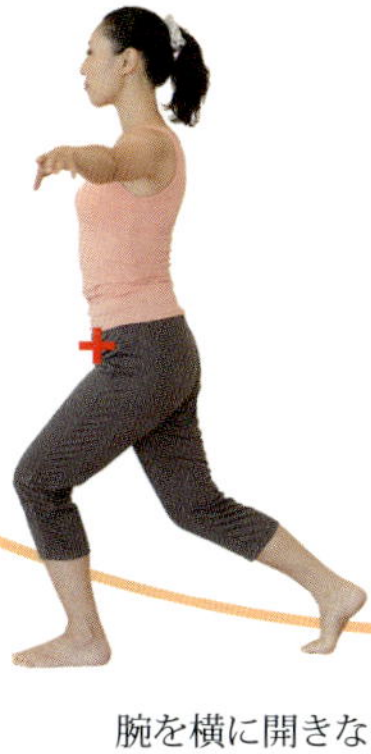

腕を横に開きながら

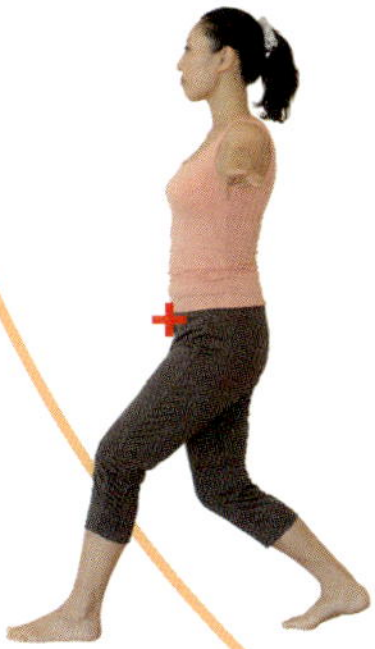

重心を後ろに移動し

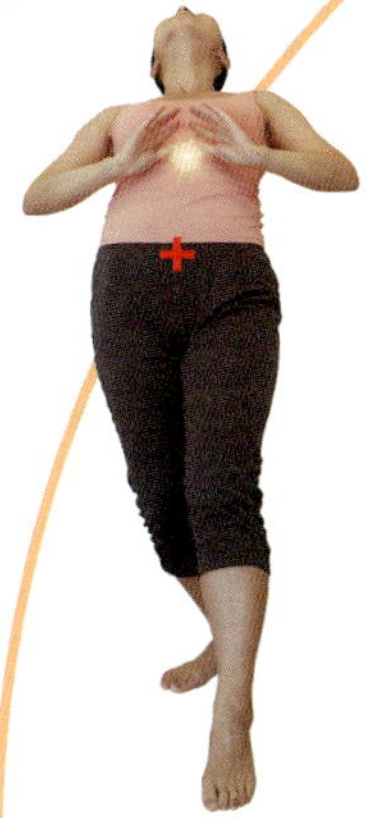

戻ってきた玉をキャッチ。
右足で体を支えます。

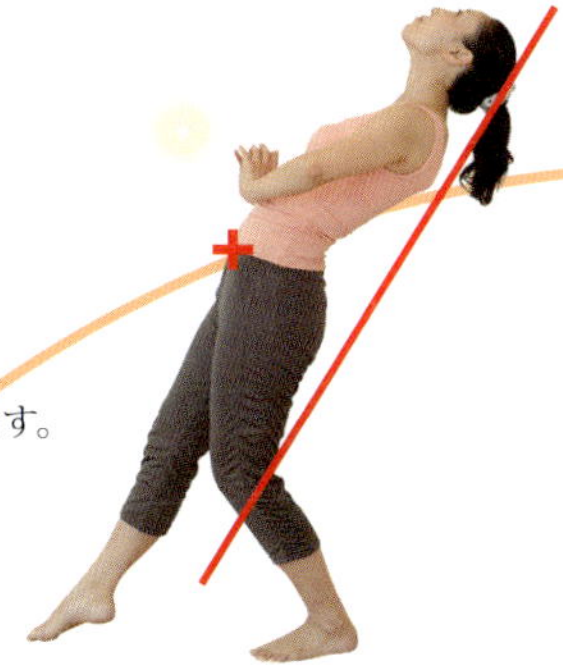

最後に体を起こします。足を替えて行います。

ワンポイント!
呼吸は腕を伸ばす時に吐き、
後ろに反らして行く時に吸います。

この操法も中腰のままで、前後の重心移動です。前に体を倒した時は前足に、後ろに反り返った時は後ろ足に重心がかかっています。しっかりとマニが練れる動きです、お腹のダイエットに効果あり。

写真内にあります、左記の「光の画像」は、イメージですので、実際には見えません。

マニボディワーク

十字舞から3の型
「玉拝」

玉を拝してマニに納める。

大きく伸びてから腕を後ろに持っていく独特の動きで胸を広げるのに効果大。
玉を拝する時には祈りの気持ちで中心統一。

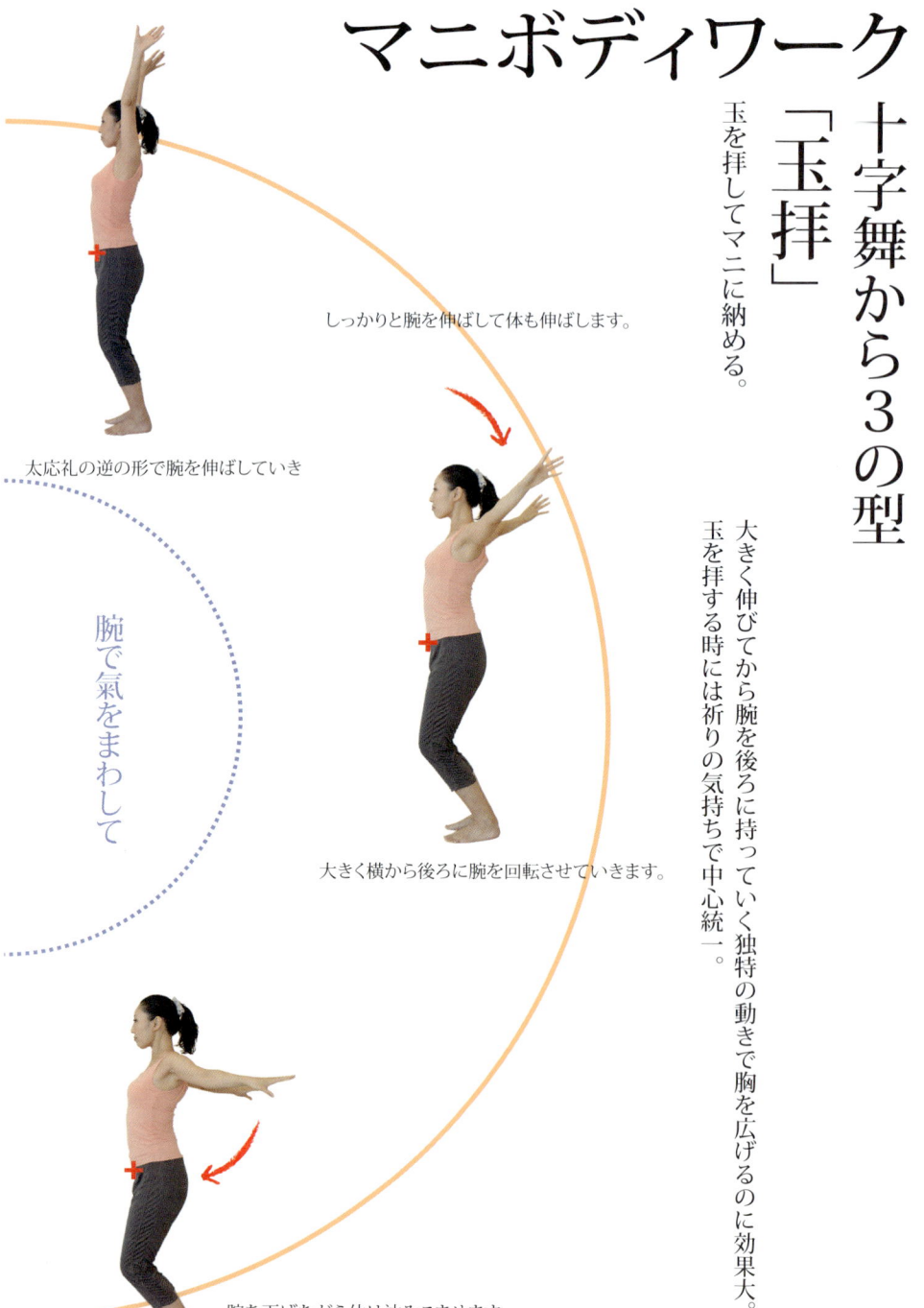

太応礼の逆の形で腕を伸ばしていき
しっかりと腕を伸ばして体も伸ばします。
腕で氣をまわして
大きく横から後ろに腕を回転させていきます。
腕を下げながら体は沈みこませます。

ワンポイント！
呼吸は腕を伸ばす時に吸って、
腕を下げながら吐きます。

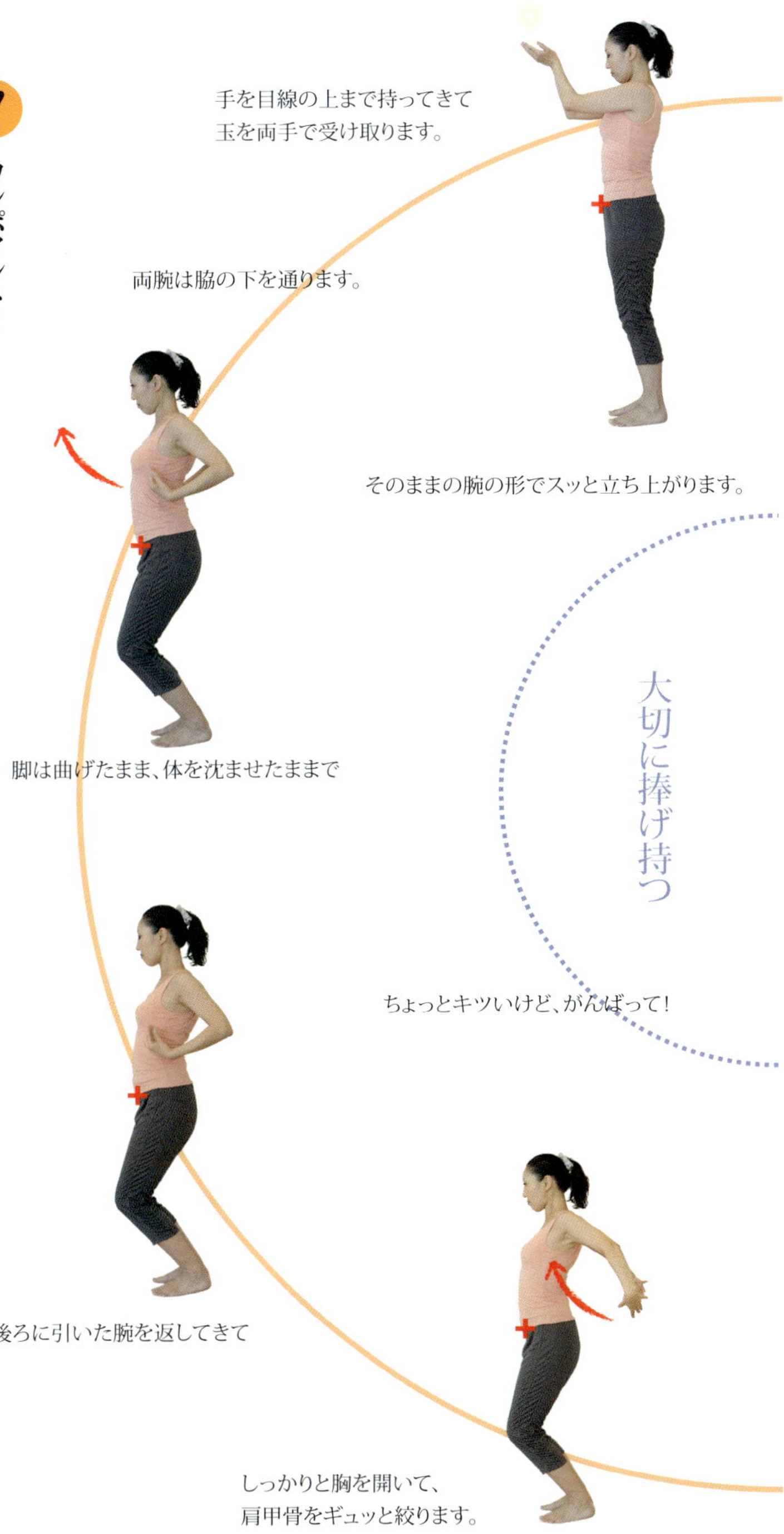
手を目線の上まで持ってきて
玉を両手で受け取ります。
両腕は脇の下を通ります。
そのままの腕の形でスッと立ち上がります。
大切に捧げ持つ
脚は曲げたまま、体を沈ませたままで
ちょっとキツいけど、がんばって！
後ろに引いた腕を返してきて
しっかりと胸を開いて、
肩甲骨をギュッと絞ります。

写真内にあります、左記の「光の画像」は、イメージですので、実際には見えません。

大きく伸び上がったあと、腕を回すことで腕のシェイプにも効果あり。巻き肩の改善にもなります。大切な玉を受け取ったという気持ちで行ってください。あなたにとって幸運の玉になりますよ。

マニボディワーク

マニユラからの応用

氣を感じ、体の柔軟度を増して、しなる体をつくる太礼神楽の基本の舞が「マニユラ」です。

この「マニユラ」の応用として、ウラ（波返し）の型をお伝えします。

ウラ（波返し）

左斜め上に大きく腕を振り上げて
手の平を返してきて正面に
メビウスを描き
両腕の間には、
氣の玉をイメージ
正面で反対の手に意識を移します。

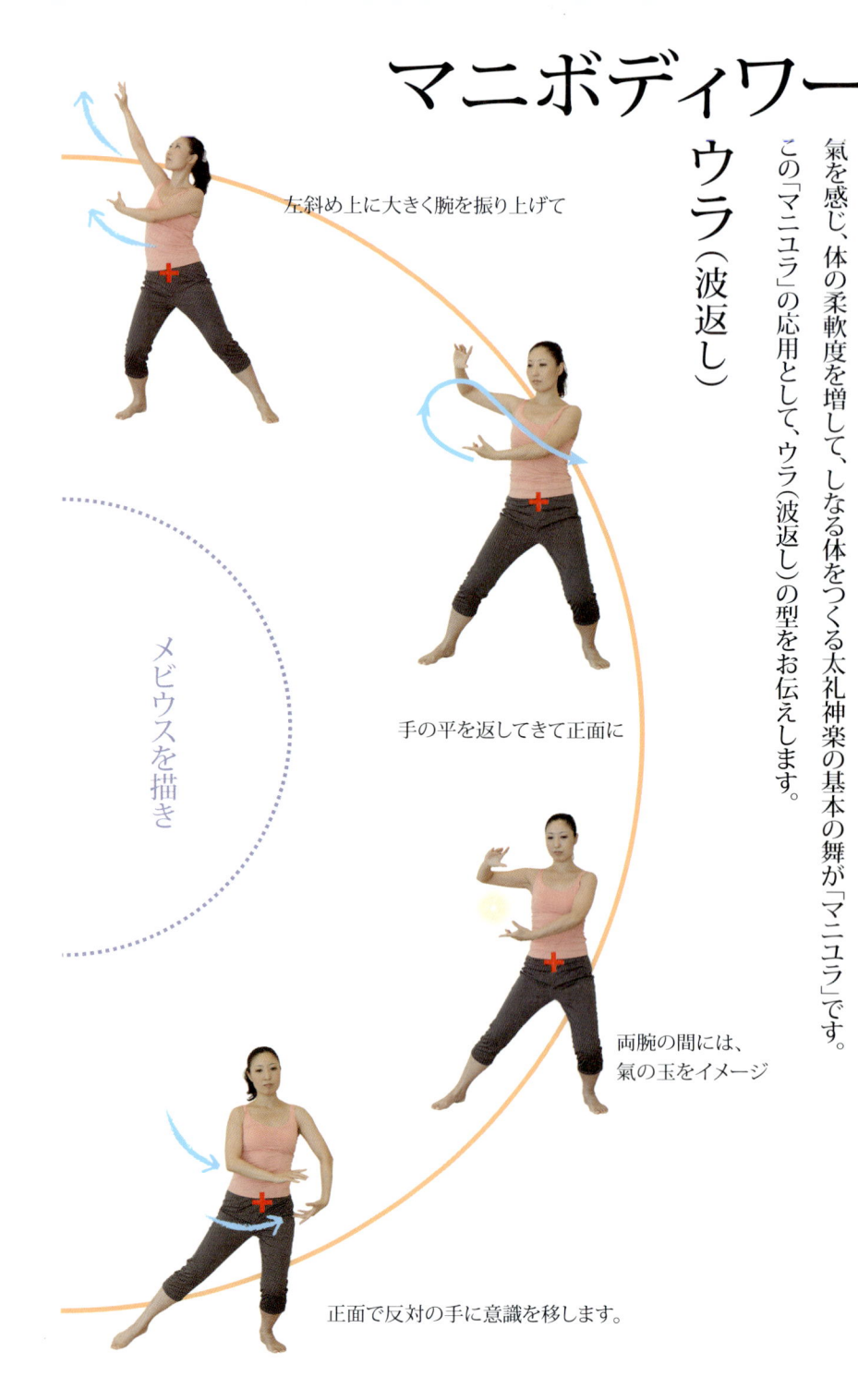

全身で氣を練る

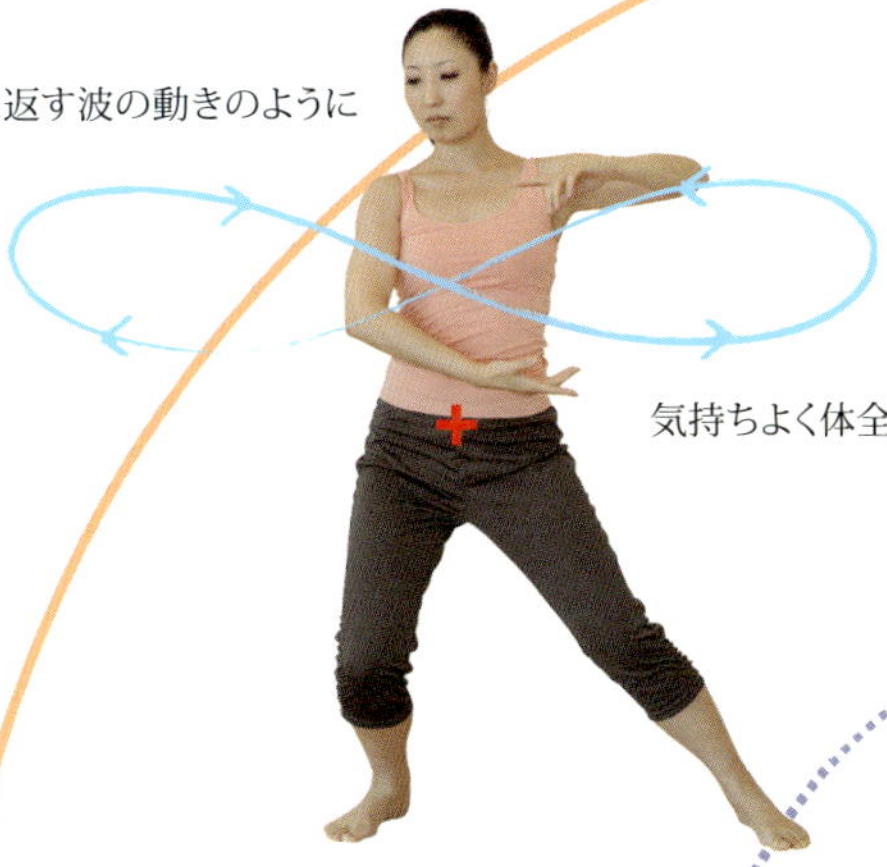

寄せては返す波の動きのように

気持ちよく体全体で氣を感じます。

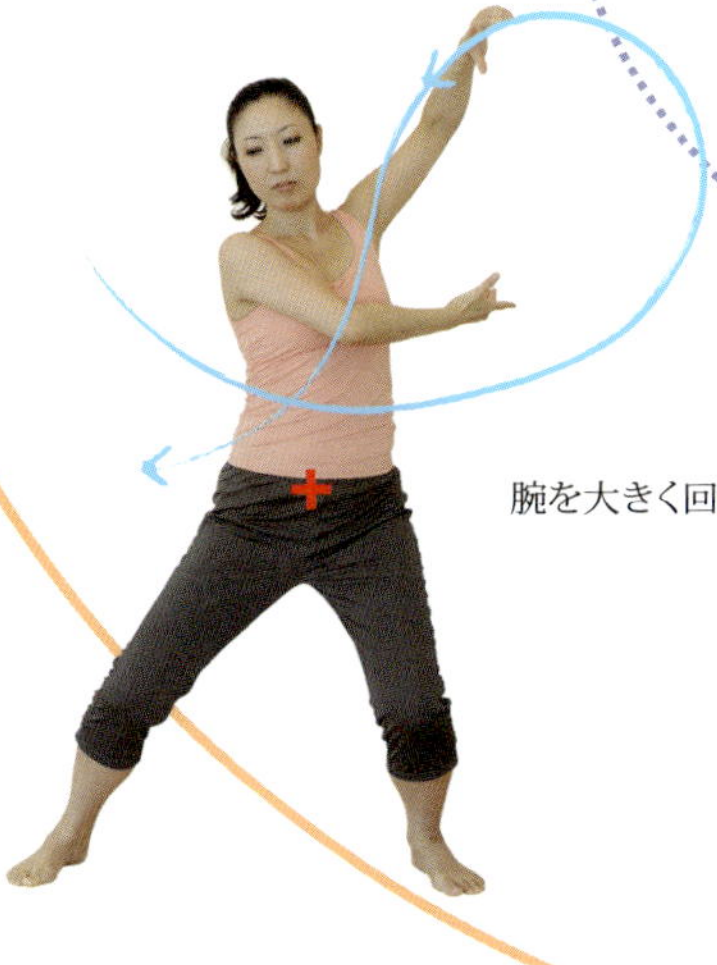

腕を大きく回転させましょう。

左に続けて右斜め上に
手を振り上げて回転

ワンポイント!
左右の手の平が常に向き合った形でひっくり返します。
この手の動きは、日本の舞や踊りの基本形となっています。

両腕は目に見えない龍をつかむようなイメージでもオッケー。
腕だけでなく、上半身をねじって体全体で外側の腕を大きく回転し、
氣を練っていくのが上級編です。ゆっくりと行います。

マニボディワーク

1日10分の神聖統一、リラックスして自己解放

1日10分、自らの内に入る時間を持ちましょう。神聖なるものに中心統一する時間は、ホルモンバランスを回復させ、心身の緊張を解き放ちます。ここで紹介する作法を気持ちよく実践すると、自己解放につながってきます。

ユラ

ユラユラと揺れるところから命名されたリラックス法。「かぐらサイズ」では、クールダウン法としても実践します。揺らぎの効果をぜひ、実感してください。

そよ風に揺れる木の先端の若葉、心地よい海水に揺れるワカメなどをイメージしながら

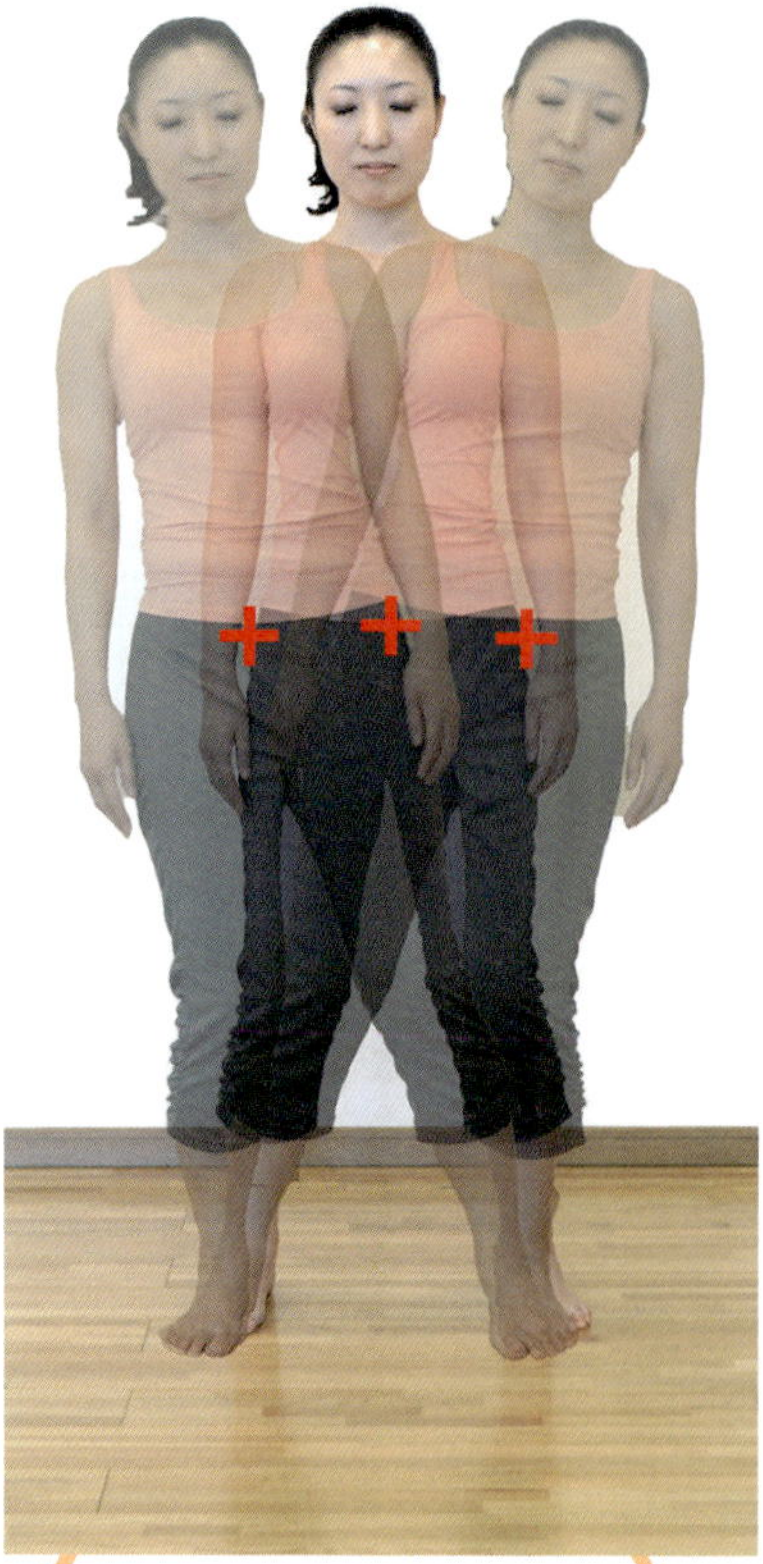

ユラ（立ち位の瞑観）

フルの３番で体を思いっきり振動させて、ぱたりと止る。体が止っても細胞が覚えている振動の余波によって体を揺すります。そして、その振動が小さくなってきたら、今度は、自分に気持ちよい揺れの状態をイメージしましょう。

愛氣合掌

徐々に光の玉が大きくなってあなた全体を包みます。宇宙の生命エネルギーに包まれて心地よく座ってください。このエネルギーはあなたのマニ（丹田）から溢れ出たもので、あなたの本質の聖なるエネルギーです。充分に感じてください。

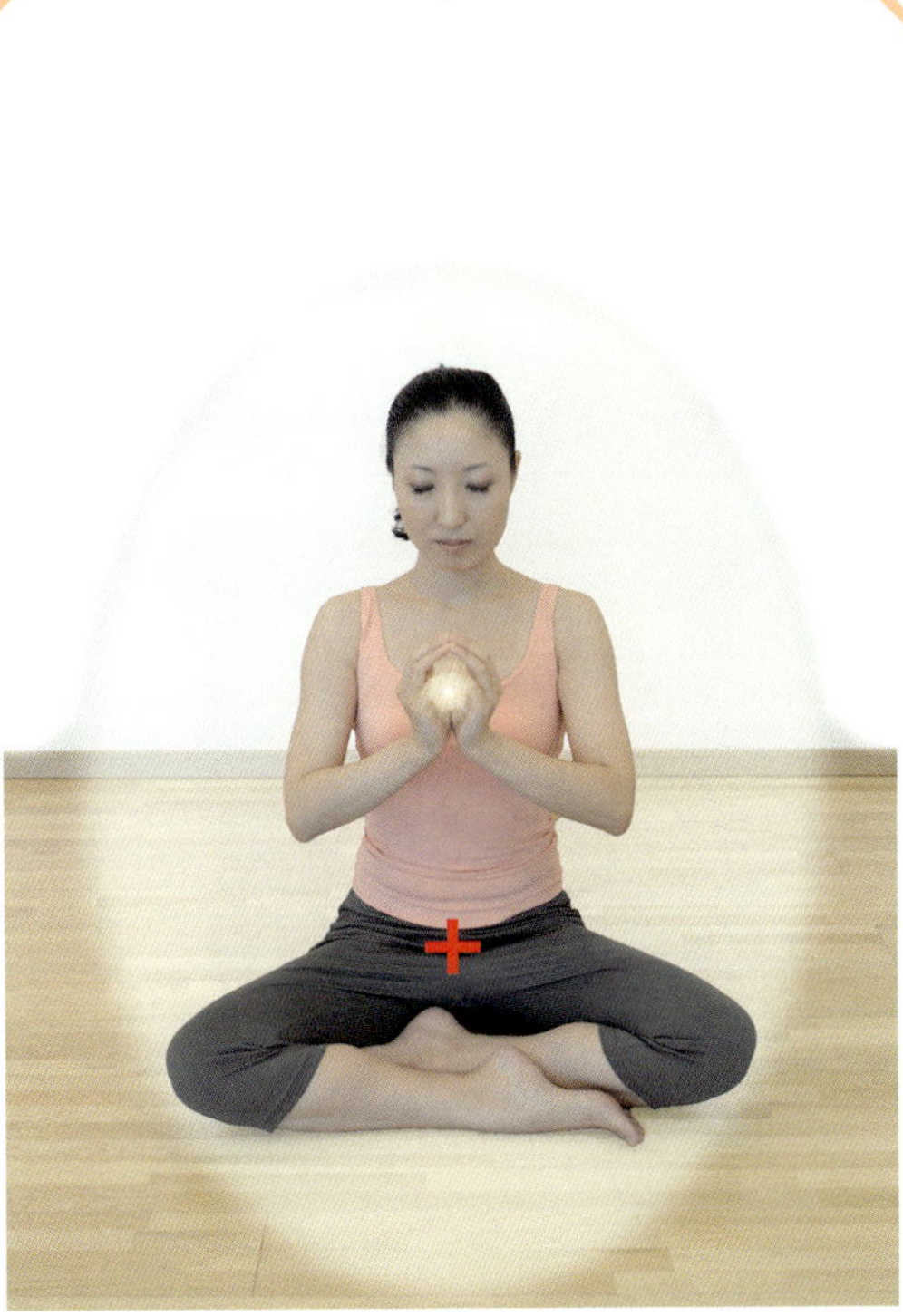

愛氣合掌を行い、意識を手の中に集中してそこに光をイメージ。
ゆっくり呼吸しながら座ってみましょう。

日常に自分なりのリラックス法を取り入れることは、これからますます大切になると思います。
1日10分、「神聖」に意識を合わせて中心統一する時間を持ちましょう。

１０分間の光のイマジネーション（愛氣合掌と光のイメージ）瞑観の時間を持ってください。
太礼神楽では、指の先や掌に光（生命エネルギー＝愛氣）が宿るイメージを大切にするため、
合掌でも手の中に光の玉を持っているような膨らみを持たせます。
この形を愛氣合掌と呼んでいます。

写真内にあります、左記の「光の画像」は、イメージですので、実際には見えません。

聖太陽十字印

この体全体で十字を切る印の作法は、その場を清浄にし、自らも清まる印でありながら、瞑観のワークともなるものです。92ページで解説した太応礼に続いて印を組みます。この印にて光の柱を立てます。

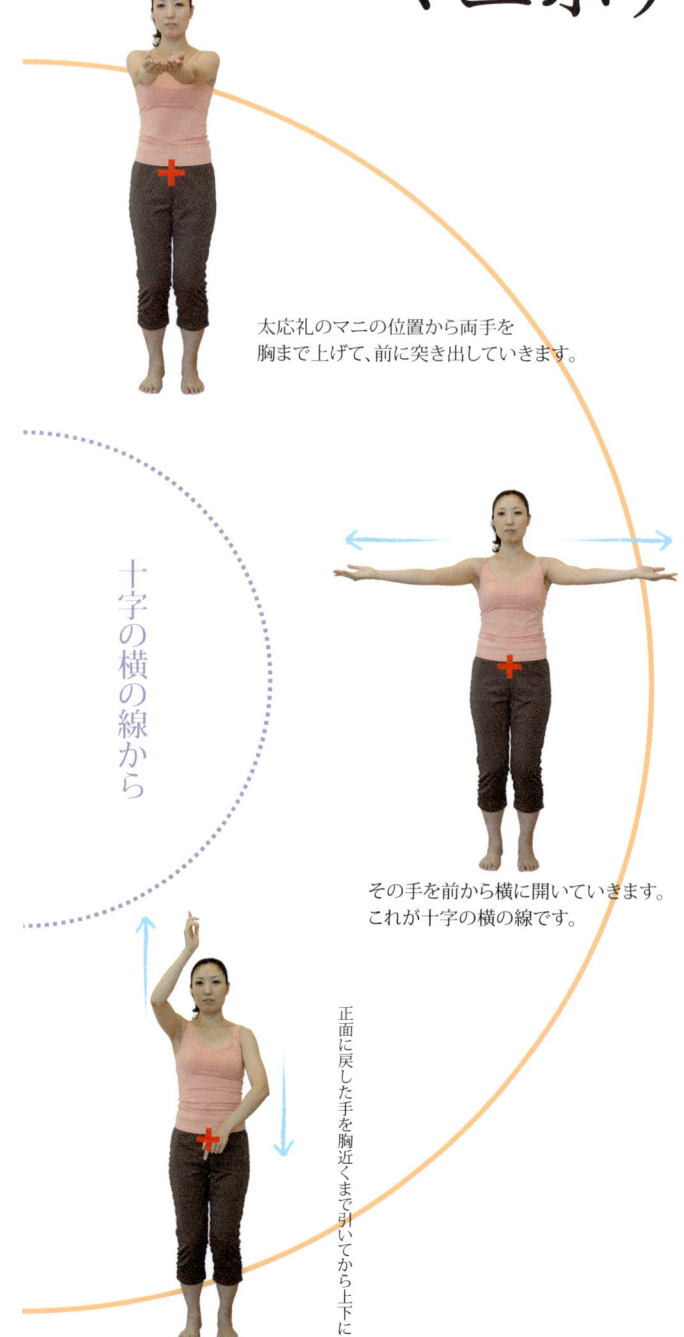

太応礼のマニの位置から両手を胸まで上げて、前に突き出していきます。

息をゆっくり吐きながら、体全体を広げるように腕を開き、ゆっくりと息を吐きながら戻してきます。

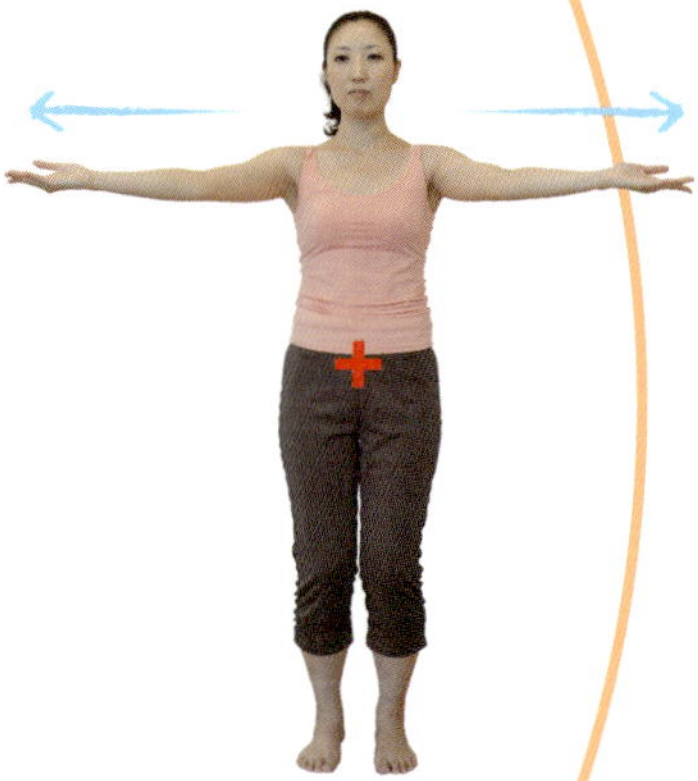

その手を前から横に開いていきます。これが十字の横の線です。

十字の横の線から

正面に戻した手を胸近くまで引いてから上下に

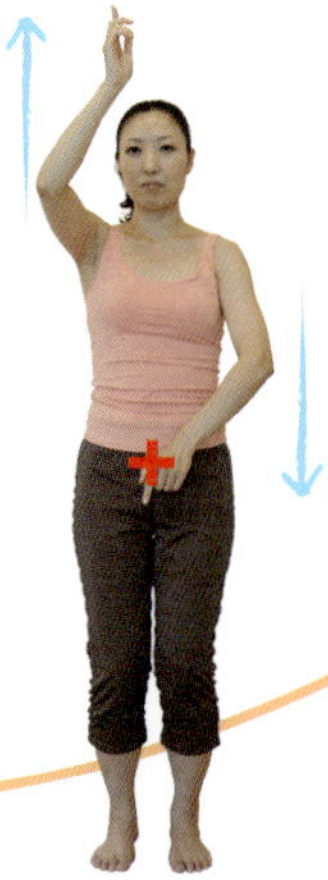

その手をいったん正面に戻して、次に右手を上に左手を下に下げていきます。

十字の縦の線へ

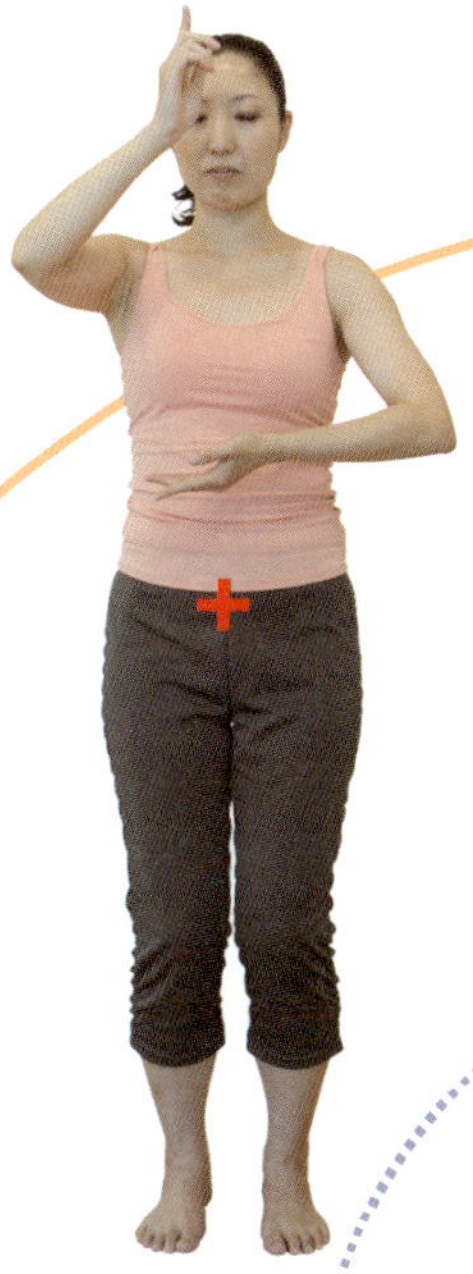

印は右手を額のあたりで掲げ、左手は胸のあたりでその右手を受ける形です。

眉間に意識を集中した印を組んで、
心を落ち着け瞑観に入ります。

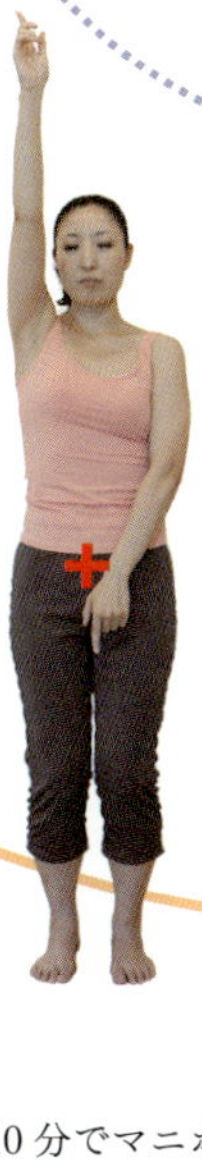

息を吸いながら天地を指し、吐きながら戻してきます。
これが十字の縦の線です。

右手で天を指し、左手で地を指します。

ワンポイント!

太応礼に続けて十字印を切り、神聖に中心統一する瞑観が終わったあとは、逆太応礼の形で終了します。
太応礼で円を描き、その円の中に十字を描く印の作法です。

この聖太陽十字印の全ての流れは、ネット動画で公開しています。
「聖太陽十字印」で検索してください。
これから各地で行った聖なる十字印が次々にアップされていきます。

マニボディワーク

美しい礼の作法「太礼式拝礼」は、背中とお腹の運動法

美しい礼の所作「太礼式拝礼」には、立ち位の礼と座位の礼がありますが、ここでは日常に使える礼の作法についてお伝えします。

「拝礼」

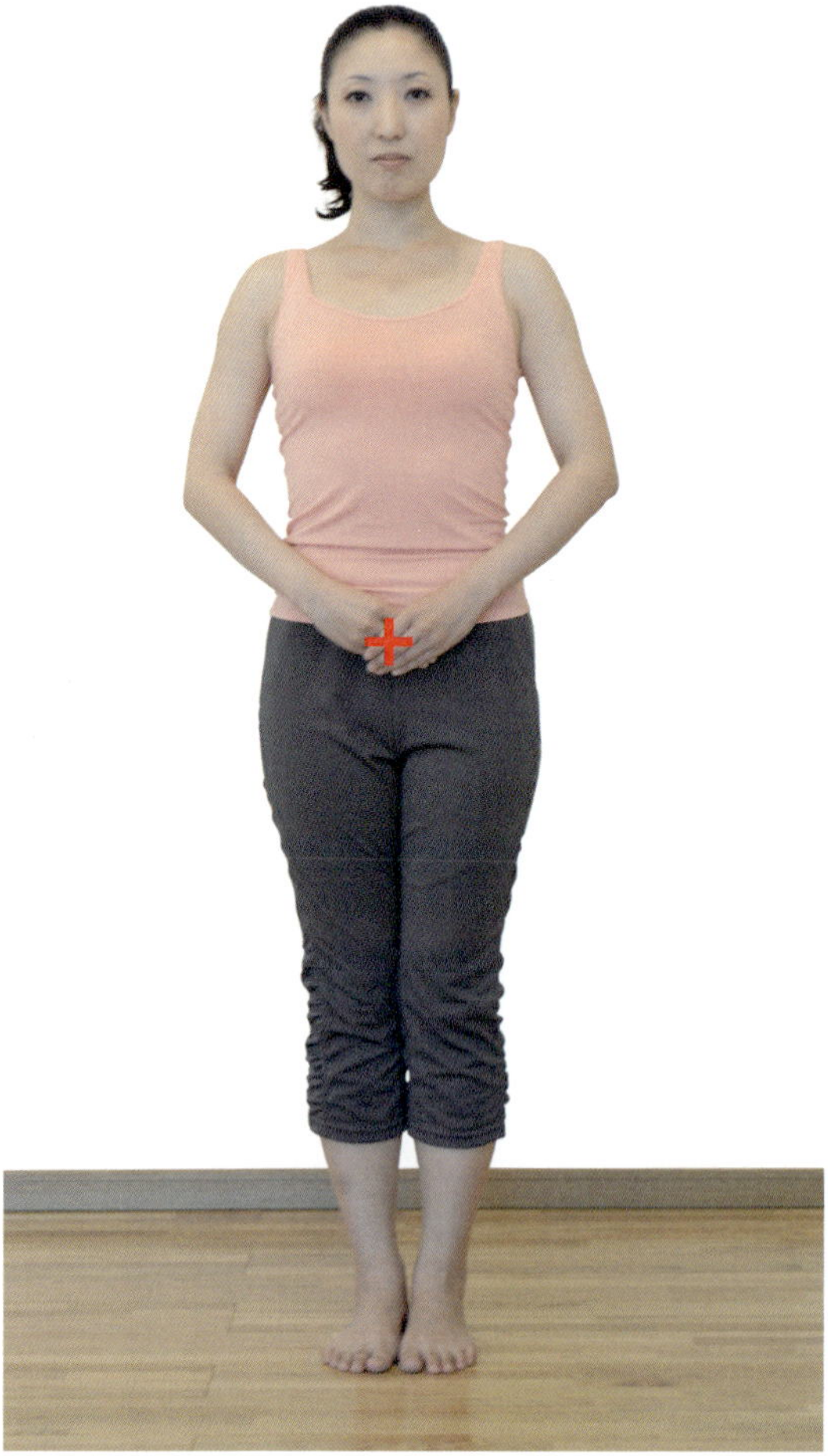

基本の立ち姿でお腹の上の組み手にて行います。中心軸を意識してスッと立ちます。

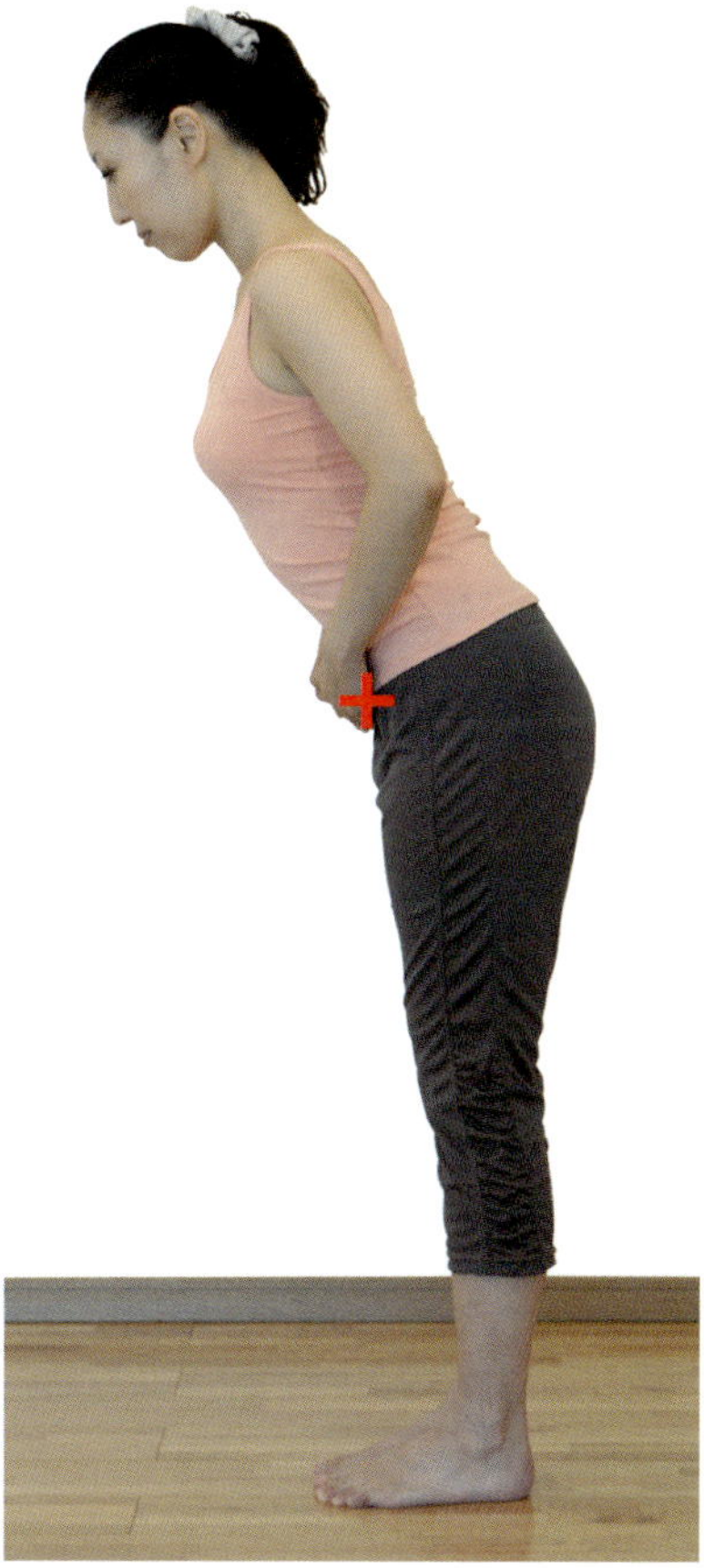

背筋を真っすぐにソケイ部（脚の付け根のあたり）から上半身を折ります。

美しい礼はそれだけでも
背中とお腹の筋肉を鍛えるワーク

ワンポイント！

背筋を曲げないように両足の付け根から上半身を前に倒していきます。
倒すカウントは、「1、2、3」で倒しきり、「4」の1拍を停止に当てます。
そして、「5、6、7、8、9、10」と頭を上げていきます。

上げる時は下げる時の倍のカウントで、息と吸いながらゆっくりと体を起こしていきます。このようにゆっくりと体を戻す動きは、優雅な動きの秘訣です。背骨が曲がらないようにまっすぐに曲げましょう。そして最後しっかりと「10」の時に肩甲骨を引くのが、巻き肩改善のポイントにもなります。

第5章

日常の心がけでマニボディを作る！

「体に良いことはわかるけれど、日常ではそんなに時間は取れない」
運動苦手な皆さんがよく言われることです。
日々の合間のちょっとした心がけ。大切な日々の積み重ねが
できれば、自然と変化を感じることでしょう。

毎日の生活に活かす！　キラキラの「光呼吸」

では次に、毎日の生活に役立つ神楽舞からの応用ポイントと動きの秘訣をお伝えしましょう。

まずは日頃の意識の持ち方について。

日常生活において「自分の健康は自分で守る」という意識をしっかりと持ってください。

何度もお伝えしますが、基盤にどういう意識を持つか、そこが肝心。私は「自分を大切にする」この意識を皆さんに持ってもらいたいのが一番の思いです。自分のために、自分に合うワークをみつけて、そして継続してほしいのです。

さて、日常生活で頻繁に心がけていただきたいことは、これからお伝えする「光呼吸」です。「光呼吸」とは、光を脳裏にイメージしながらおこなう丹田呼吸。キラキラとした光の束を、ゆっくりと深く深く吸って長く吐く。この光をイメージしての丹田呼吸を日常生活にて、思い出した時にいつでも心がけてください。

主婦の方にお尋ねします。家庭生活では、子供が言うことを聞かない時や何もしてくれない旦那さんに対して、または介入してくるお姑さんに対して、些細なことでイラッとくること、多いですか？

お仕事されている人にお聞きします。職場では、厳しい上司や、気の利かない同僚に対して、泣きたくなるような時がありますか？　女性として悔しいことも多々あるからもしれません。

そんな時は、まずは心を落ち着かせるため、事に対処する前に「光呼吸」で一息いれてください。瞬間的でもかまいません。そうすると感情的になることが押さえられて、感情のもつれやトラブルを未然に防ぐことが出来ます。ちょっと訓練してみてください。これは、あなたのまわりのトラブルを確実に減らします。

次に基本姿勢を活かす生活について。

「かぐらサイズ」の基本の姿勢「太元の構え」や「すり足」は、日常の立ち方、歩き方に活かすことが出来ます。

私が、太礼神楽を始める前のことなのですが、整体師の友人から現代の日本女性はO脚、X脚が多いと聞きました。この時から女性の歩き方や座り方を観察してみるのが私の癖になりました。それで次に、マニボディの基本姿勢、日常生活における立ち方、歩き方、座り方のコツについてまとめてみます。

日常生活で、ほんのちょっと気をつけるだけで防げる足腰の不調。どうぞ、このコツを活かしてください。

基本姿勢、立ち方のコツ

真っすぐに立って体の力を抜いて、お尻の穴をキュッと締めてください。ポイントは「肛門、キュッ」第4章のワークの時と同じです。

これを日常も心がけると体から無理な力が抜けて、楽に背筋が伸ばせます。そうすると体の重心がマニ（丹田）におさまり、体が楽になります。これは神楽舞の基本姿勢と同じです。

体を縮めると、背中が丸くなって、肩や首に力が入っています。これが長年の血行不良を生み、肩や背中がバリバリになる原因です。

おまけに背中を丸めると、胸が縮まり呼吸が浅くなるのです。呼吸が浅くなると体はいっそう緊張して全身の血の巡りが悪くなる・・・そして前かがみの姿勢は、お腹も圧迫していて、これだけでも、胃腸の働きが悪くなる原因なのです。

●いつでもどこでも、肛門をキュッと引き締める。
●肛門を引き締めたら、肩を落とす。
●そして、無理なく背筋を伸ばして胸を開きましょう。

胸が開いたら、気落ちも明るくなってきます。

さて、肛門をキュッと引き締めて、自然と姿勢が良くなったら、次の段階です。

歩き方のコツ

神楽舞の基本は「すり足」です。

基本的に、踊りは足を上げて踊り、舞は、足を地面につけて舞う、ここに違いがあります。足さばきの基本として、「踊り」は地面から離れ、「舞」は地について舞うのですね。この足を地につけるということを日常に応用することが出来ます。

エクササイズとして「すり足」の練習をすることは、様々な効果があるのはお伝えしたとおりですが、すり足で日常的に歩くことは出来ません。

けれど、「すり足」から日常に活かしていただきたいコツは、足が地面についている時は、しっかりと足の裏が地面についていることを意識することです。

実際に足の裏全体で地面をつかみながら二本の線の上を歩くつもりで歩くと真っすぐに歩けます。

「すり足」と言っても、足を引きずって歩くこととは違います。実は踵《かかと》を上げずに歩くすり足も、足運びの時は、紙一枚分、地面から浮かして歩くものなのです。

この紙一枚分、とは微妙で難しいものですが、普通の歩の進め方をするにしても、腰から歩くすり足の基本練習が、そのまま美しくて楽な歩き方の練習になります。その為には、母指球を地面につけることを意識して歩くこと、これがコツになります。靴の底の外側だけが減っている人は、歩く時の力が外に逃げている証拠。お腹に力を集めて中心を意識すると靴の底の減り具合が変わってきますよ。

●歩く時には、足首と膝が真っすぐに、二本線の上を歩く。
●いつでも腰から歩く意識で（マニを意識する）。
●背筋を伸ばして胸を張って、母指球で歩く。

座り方のコツ

次に椅子に座って膝《ひざ》を見てください。

両膝が開いていませんか？　誰もが姿勢が崩れてくると足が開いてきます。そんな時、ラク～に両膝を揃える方法を教えましょう。

まず、足をあえて開いて座ってみてください。そのまま両膝を揃えてみてください。どんな感じですか？　なんか違和感がありませんか？

お尻の座りが悪い感じ？　そんな感じですね。力を入れて膝と膝を合わせるこの姿勢では長続きしません。

では、もう一度、膝を開いて、足の裏を感じてみてください。

足の裏の中で床から離れているところがありませんか？　この場合でも、足の内側が床から離れている場合が多いのです。母指球を床につけると膝が寄ってきます。

すると膝を閉めるのに、そんなに力はいらないのです。これなら、楽に行儀の良い座り方が出来ます。

そして背筋を伸ばして、真っすぐに腰を掛けます。ここでも中心軸をしっかりと意識しましょう。女性向けのマナーの本には、斜めに腰を掛けて、足を斜めに揃えるのが美しい座り方なんて書いてあったりしますが、そのような中心軸を外す座り方は、体が歪んでしまうので、私はおすすめいたしません。

もっと楽に良い姿勢が出来る座り方・・・。

腰を掛けたときに、キュッと肛門を引き締めて、お尻を片方ずつ浮かせながら、お尻を真ん中へ寄せていきます。

このようにして座ると骨盤がゆるまずお尻が大きくなりません。若いうちは大丈夫ですが、女性は中年になると骨盤のゆるみにも要注意。男性に比べて女性の骨盤は開きやすいのです。出来るだけ若いうちからこのような座り方の癖をつけておくといいですね。

ここでも中心軸と「肛門、キュッ」でした。そして、そのまま立ち上がるとコツを活かした立ち方、そのまま動くとコツを活かした歩き方になります。

●椅子に腰を掛けるときは、背筋を伸ばしてイスに真っすぐに掛ける。
●キュッと肛門を引き締めて、お尻も真ん中へ寄せる（マニを意識する）。
●足の裏の母指球を床にしっかりとつけると自然に膝が閉まる。

正座する時も、足や足の親指を重ねたりするのは、足の骨が歪む元となりますので、こちらにもご注意を。

表情を生き生きさせる「顔のクル」はドライアイ・ドライマウスにも効果大！

第4章で説明したのは、下半身から胸の「クル」だけですが、教室では、各関節の「クル」に加えて「顔のクル」もおこないます。この「顔のクル」には、普段にはなかなか使わない表情筋を動かして活性化することで、表情を豊かにすることと、血行を良くして若返り効果が見込めます。特に「口のクル」「鼻のクル」「目のクル」は、ドライマウス、ドライアイの改善に役出つでしょう。

●「口のクル」・・・口を閉じて唇を左右にまわします。

この時、口の中が歯にあたって痛く感じる方や口がまわりにくい方は、唾液の分泌量が少ないことが考えられます。

これがいわゆるドライマウスで、唾液の分泌が少ないと口の中の雑菌の繁殖が増えて免疫力が低下します。

唾液分泌が少ない人は、口のクルの前に、口の中で舌を大きくまわしてください。上の歯茎をなぞるように、左右の頬を膨らますようにまわします。

すると唾液の分泌が起こります。そのあとで、「口のクル」に入ります。

●「鼻のクル」・・・「次、鼻をまわします」
「え？」

教室でも、皆さん、ここで大爆笑です。

鼻はまわりますか～～

はい、普通はまわりません。

でも、そんな既存意識を捨てて、目を閉じ鼻をまわそうとする時、そうですね、人によって、口がまわっている人と、目の玉がまわっている人と・・・見ていてとても楽しいですが、実は見えないところでもさまざまな動きが起こっているのです。

この時、顔の中心部に、「動け！」との命令が発せられ、その初めての命令（これまでありえなかった動きの指令）に、さあ、体の中はいろんな動きが起こっています。

こういう神経の混乱は、大きな刺激となって私たちの「生命エネルギー」を刺激します。

よって「鼻のクル」は、唾液分泌、涙の分泌がさかんになったことを実感し、その効果も大きいのですが、意識下では、もっともっと多大な効果を生んでいると私は思っています。

●「目のクル」・・・こちらは、目をあけて出来るだけ遠いところを見ながら、目の玉をぐるぐると動かします。

疲れ目、近視予防にも効果があります。また、視野がどれくらい広がるか、左右で違いがないか、そのような目の機能に着目する機会にもなります。

こういう動きの時にも、大きく息を吐きながら動かすことを忘れないようにしましょう。どんな時にも息を吐いて。

日常生活のちょっとした時間を利用して、「顔のクル」をやってみてください。
表情が生き生きとなり、頭もスッキリ、しかも楽しい気分になってきますよ。

自分の美しい手首の動きに見惚れよう
～「手首のクル」から「神楽」へ

●「手首のクル」・・・手首をクルクルとまわします。

座っていてフッと時間があいた時、片手の手首のクルを顔の前でおこなってください。

特に中指と人差し指に意識を集中してゆっくりと回転させます。私の手は、とても美しく、しなやかに動く・・・と思いながら動かしてください。

自分の手首をゆっくりと感じるのも、リラックスタイムのひとときです。けれど、手指をシゲシゲと眺めることはあまり必要ありません。どちらかというと目は遠くを見ていて、手の表面の細かい部分ではなくしなやかな動きだけを見ます。これは、現実の自分の手の荒れや年輪にとらわれずに美しさを回復させる秘訣です。

オフィスでの仕事中、顔の前で手首を動かしていると、ちょっと、人目が気になるかも？　そうですね、職場をなごませて良いかもしれませんが、変な誤解をされても困りますね。そんな場合は、椅子の下で、手を動かし、肘の動き、肩の動きを感じてください。

●ここで、肩凝りに気づいたら、大きく肩甲骨から動かす「腕のクル」を。
オフィスや家庭の仕事からの肩凝りをやわらげます。

このようなちょっとした「やわらぎタイム」は、ストレスケアにも効果大です。

仕事の疲れが貯まるのを防ぎます。ほんのちょっとした時間を自分の為に使ってください。

●そして「手首クル」から全身の動きへ。

美しい手の動きは、そのあたりの空気を美しく捉えて美しい氣で満たしていきます。大きな呼吸を忘れずに。

回転する手首はあなたを、もっと大きな動きに誘うかもしれません。その時は手に誘導されるように心のままに動き出してください。気持ちよく、何も考えずに、ただ大きく息を吐きながら動いてみましょう。自然の中などがおすすめです。あなたの「神楽舞」だと感じてみましょう。「クル」の動きからも舞は始まります。それは、あなたの心と体の舞へと発展していきます。天女のように動いてみると、心もなごやかになって、新しい自分を発見するかも。

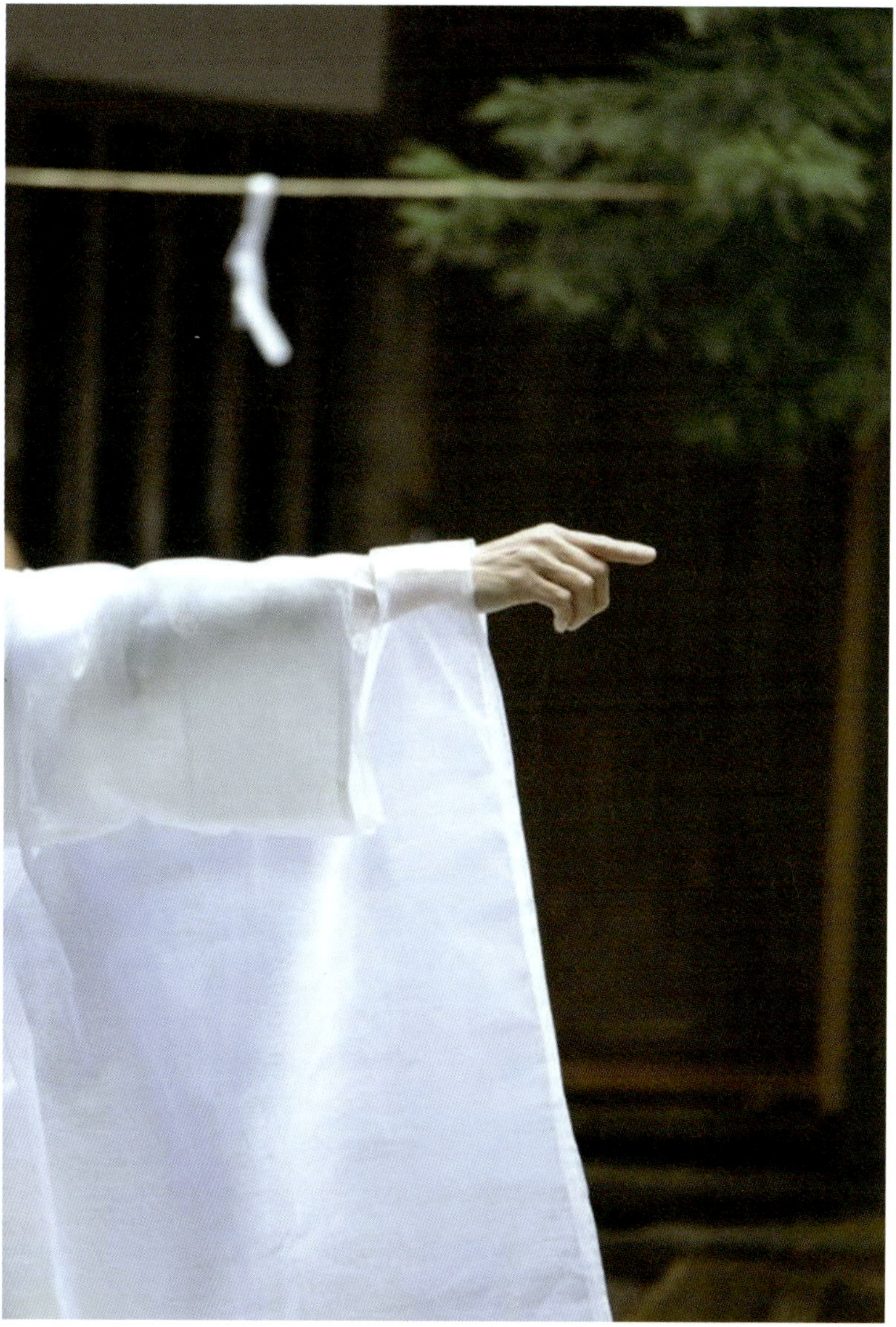

天香山神社（香具山）

嫌なことがあった時の祓《はら》い方　～脊《せ》椎《きつい》微《び》振《しん》動《どう》～

●脊椎微振動のワーク

私たちは嫌なことがあった時や、怖い思いをした時に、思わず身震いをすることがあります。これは、体が無意識におこなっている「悪い気」を祓《はら》う所作だと考えられます。

また、これから戦いなどの勇ましい行動に出る時の「武者震い」という現象があります。体を細かく振動させて勇気を沸き起こす体の知恵なのです。

この細かい振動を意識的に起こす事によって、嫌なことを祓《はら》い勇気を持って立ち向かおうとするサポート力とすることが出来ます。「かぐらサイズ」では、それを「脊椎微振動のワーク」として練習し、より意識化していきます。

背骨を下から上に向かって意識しながら、細かく身を振るわせます。これをする時、体がどうなっているかを観察すると、やはりお腹にギュッと力を入れようとする意識が働いています。

この意識的な脊椎微振動を嫌なことがあった時に有効に利用してください。その場の雰囲気を変えることが出来ます。

そして、常にこの微振動の練習をすると、お腹を絞る効果も出てマニボディに近づきます。

美しい「太礼式拝礼」の作法を優雅な所作に活かす

日常の「拝礼」のワークについては、第4章で写真説明していますが、もう一度、ポイントを説明しますと、

●背筋を曲げないように両足の付け根から上半身を前に倒していきます。
●カウントとして3拍で倒しきり、間で1拍の停止を入れます。
●倒す時の倍のカウント、6拍くらいで息を吸いながら体を起こす。
●体を起こしたあとは、肩甲骨を中心に引きつけて胸を開く。

この動きと動きの間に停止を入れる間合いと、倒す時の倍のカウントで息を吸いながらゆっくりと体を起こしてくる動作が身につくと、優雅な礼の所作となります。逆にゆっくりと頭を下げても、ピョコンと早く上げてしまっては、品の無さを感じさせて、謙虚な気持ちや敬う気持ちも通じなくなります。

礼の時だけでなく、どんな所作の時も、

「始まりよりも終わりをゆっくりと、動きと動きの間に間合いを入れる」

このように心がけてください。この礼の作法の動きを日常の様々な場面に活かしていくと、優雅な所作の人となってきますよ。


美しい拝礼から、その動きの根本の、謙虚で万物に礼する気持ちを日常に活かしていきましょう。

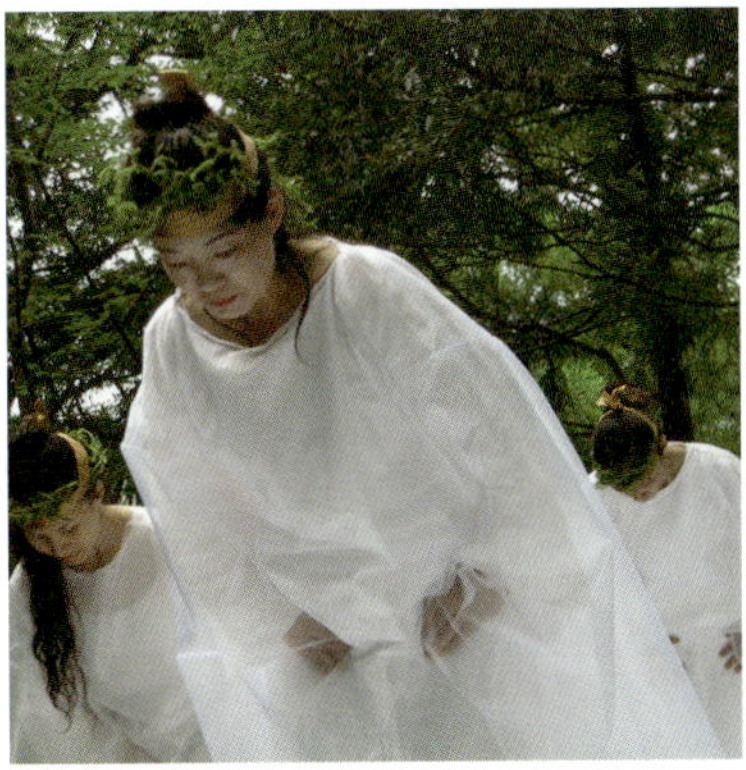

太礼式拝礼

第６章

「かぐらサイズ」教室について

京都、奈良を中心に展開している「かぐらサイズ」教室。
様々なワークがあって、充実した楽しい時間が過ごせます。
各自それぞれのエネルギーチャージの場であり、癒しの時間です。

「愛氣」が満ちる場

東伯師の講習が始まったのは、2006年の京都からでした。太礼玄理《たいれいげんり》（深遠で精妙なる宇宙の法則）を午前に講義し、午後から「ユラフルワーク」を実践するという講習。

それから変遷を経て、「かぐらサイズ」教室という今の教室展開となってきました。会場も、京都の他に三宮、難波、奈良、東京、そして長野県の上田市でも開講してきました。現在は、奈良と京都で定期開催、その他の地域では集中講習、近く東京でも定期開催の予定です。

「かぐらサイズ」の上級クラスとして「神楽合氣《かぐらあいき》」の教室があります。こちらでは、天地の氣に感応していくことを目標に練習しています。このように、初級・中級で

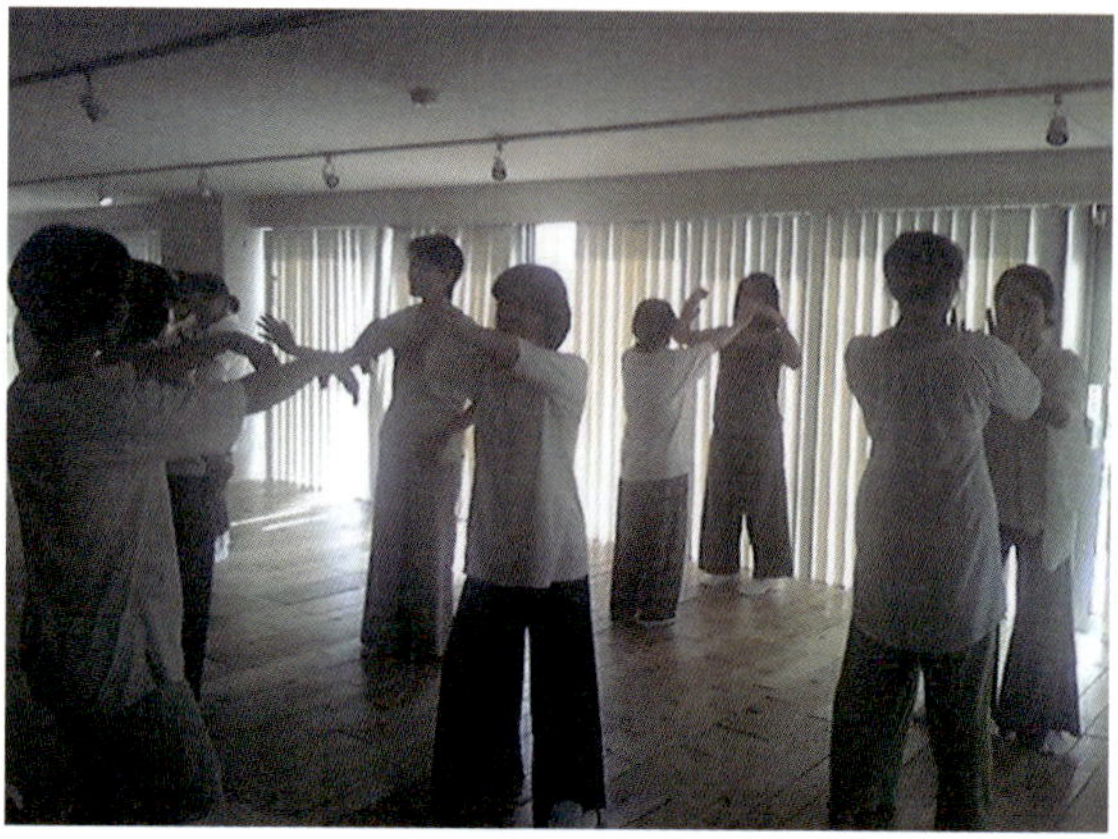

京都教室

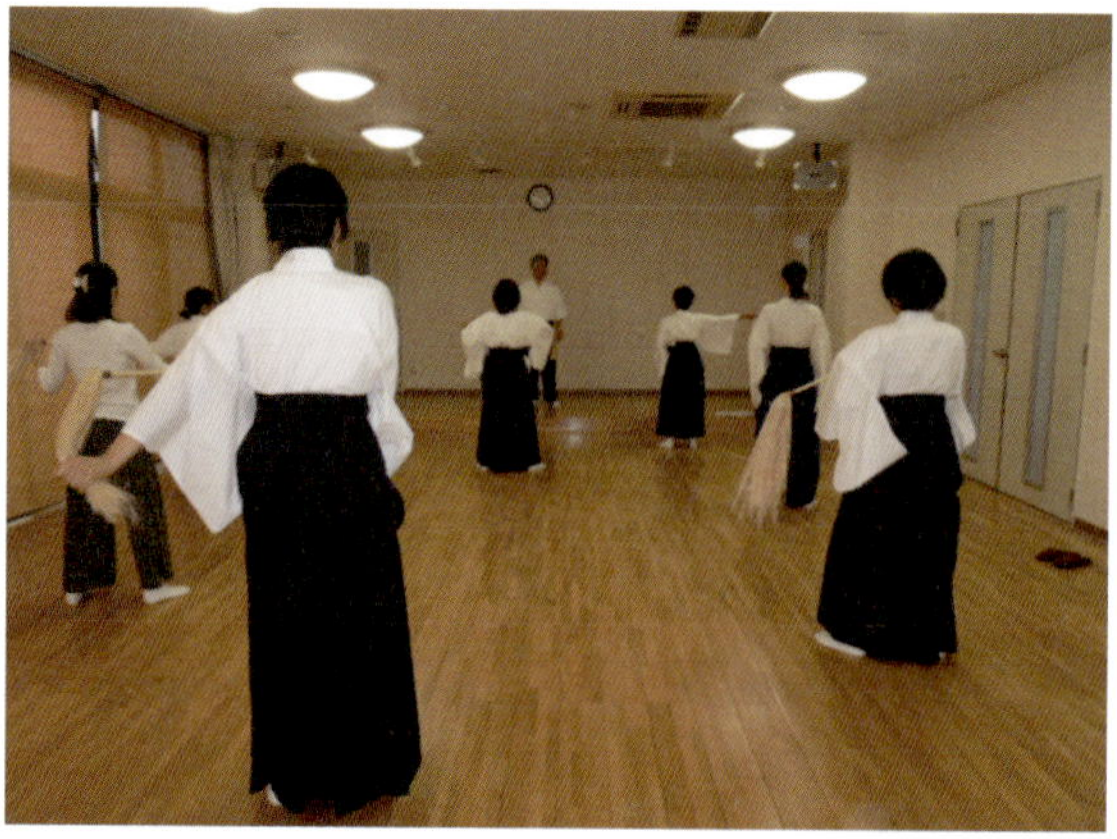

奈良上級教室

マニボディを目指し、上級で氣の存在を体感するというのが太礼神楽の教室構成です。

教室では、いつも笑い声が絶えない楽しいムードのなか、かつ神聖なる雰囲気も味わえる2時間です。

初めての方には、楽に体の動く服装で参加していただいていますが、白足袋は必需品です。足袋を履く時に身がしまる感じ・・・そして足袋を履いてのすり足の練習が、日頃の生活で、上にあがった私たちの氣を下におろす役割をしてくれます。

その日常生活で滞《とどこお》った氣を、天地の聖なる自然の氣（愛氣）と入れ替えていくワークが「かぐらサイズ」なのです。

ここでは、そんな氣を「受け取ろう、受け取ろう」とする意識は逆効果。

「自分の中に入った愛氣をこの場で共に練習する仲間と感じ、皆と分けよう」との無意識が発動する時、生命エネルギーは最も、その人の中に注入されるのです。

これが教室でエネルギーチャージが出来る最大の理由でもあります。

明るく、楽しく、人と調和して体を動かす時、そこに満ちる氣に、心も体も癒されていくのだと思います。

教室で実践するワークの数々

「かぐらサイズ」は、太古の神楽伎法から現代人の体感に合った動体法を選び出し、簡単な身体操法として再構成したもので、優美さと健康を手に入れる為の独自のエクササイズになっています。

物部《もののべ》神道に伝わる蘇生術を取り入れた「ユラフル(クル・フル・ユラ)」から始まり、ここでお伝えする以上に様々なワークをおこなっています。

たとえば、舞の要素が強まる「ヒラ(比良・招き)」「ヒレ(比礼・祓《はら》い)」。

また、マニ呼吸法によってマニ(丹田)を練り、すり足と組み合わせての旋回の練習で中心感覚を養います。

そのほか、下半身を強化し、マニを練《ね》る「屈脚《くっきゃく》」、立《た》ち位《い》と座位《ざい》での太礼式拝礼の練習、その他のワークもあって盛りだくさんです。

そして氣の感得法や太礼神楽の基本操舞である「十字舞」や「マニユラ」によって体幹の強化と脳幹の刺激をおこなっていきながら、エネルギーチャージと共にマニボディを目指しています。

ワークの最後には、「ゆるめ」や「瞑観《めいかん》」の時間をとってクールダウンし、これが翌日に筋肉痛を持ち越さない秘訣にもなっています。ゆるやかな動きですが、普段使わない内部の筋肉を動かしていますので、練習後には、たっぷりの水分を取ることをおすすめしています。注：太礼神楽では瞑想ではなく「瞑観」をおこないます。心の眼で観ながらおこなう瞑想です。

自由に舞うように動いてみましょう

最後に、マニボディワークで体が出来てきたら、心を軽くして、自由に動いて、舞への練習をしてみましょう。いきなりでは難しいかもしれませんが、簡単な方法を2つお伝えします。

指追操《しついそう》

指を追って舞うように動く操法です。先に指をゆっくりと動かし、その指に導かれるように体を動かします。

人差し指を伸ばして、その指の先を見ながら、指に引っ張られるように動くと自然に舞のようになってきます。その場合もゆっくりと呼吸しながら、ゆったりと動いてください。そして、脳裏にイメージを描き、鳥になったり、木の葉になったりしてその感覚を体全体で表現します。気持ちよく自由に動いてみてください。

愛《あい》氣《き》舞《まい》

自分の体のまわりがオーラに包まれていると想像した後に、そのオーラをなでるように手と腕を動かす舞です。腕だけでなく、体全体でオーラをなでるような動きを表現しましょう。この動きによって体が癒され、とても気持ちよくなって、いつまでも動いていたくなります。

以上、2つの方法をお伝えしました。いきなり舞うように動いてみるというのは難しいので、まず腕や指を動かして、それに続いて体を動かしていく方法です。体を動かす時に、「マニ（丹田）からのエネルギーが心地よく私を動かす・・・」と想像出来たら、あなたはもう神楽の世界にいます！

「かぐらサイズ」教室で学ぶ皆さんの声

「あなたにとってこの教室は？」と、「かぐらサイズ」教室で学ぶ上級生の皆さんに聞いてみると、次にご紹介する文章を出してくれました。

では、その声をご紹介します。

2010年の祇園祭の日、東伯先生のえびす舞を見て、私の心は釘付けになってしまいました。この頃の私は子供たちから少し手が離れ、自分自身を探している時期でございました。

そこから「かぐらサイズ」教室に参加することになったのですが、最初は、何か惹かれる・・・そんな感じだけで深い訳も分からず、教室に参加していたのです。

主婦生活が長かった私には、月にたった一度のことでも、その時間を作るために、ひと月間の仕事と家事の調整があります。そんなことからのスタートでしたが、しだいに長いスパンでやっていこうと思い始めました。

それはある時から、先生との何気ない会話であったり、皆さんに向けての指導中のお言葉だったり、その中に、その時の自分の心の課題のヒントが含まれていたり、視点を変えるきっかけがやってきたりと、そんなことに気づく自分になってきたのです。

体も心もほぐれていくのを感じるようになりました。このように教室で、仕事や家庭でまた頑張ろうという元気をいただいて帰っております。

ひと月頑張り、やっとお稽古のために家を出て電車に揺られる時から、日常の自分から解き放たれて車窓の風景まで違って見える自分になっているのだと感じます。

最近では、お祭の神楽奉納を通じて皆でひとつのことを協力しながら成し遂げる喜びがやってきました。切瑳琢磨しながらの今日、共に歩む仲間が私の大切な宝物です。（鈴台与《すずとよ》）

この教室に出会うまでの私は、日常生活に浸かっていて自分でありながら自分で

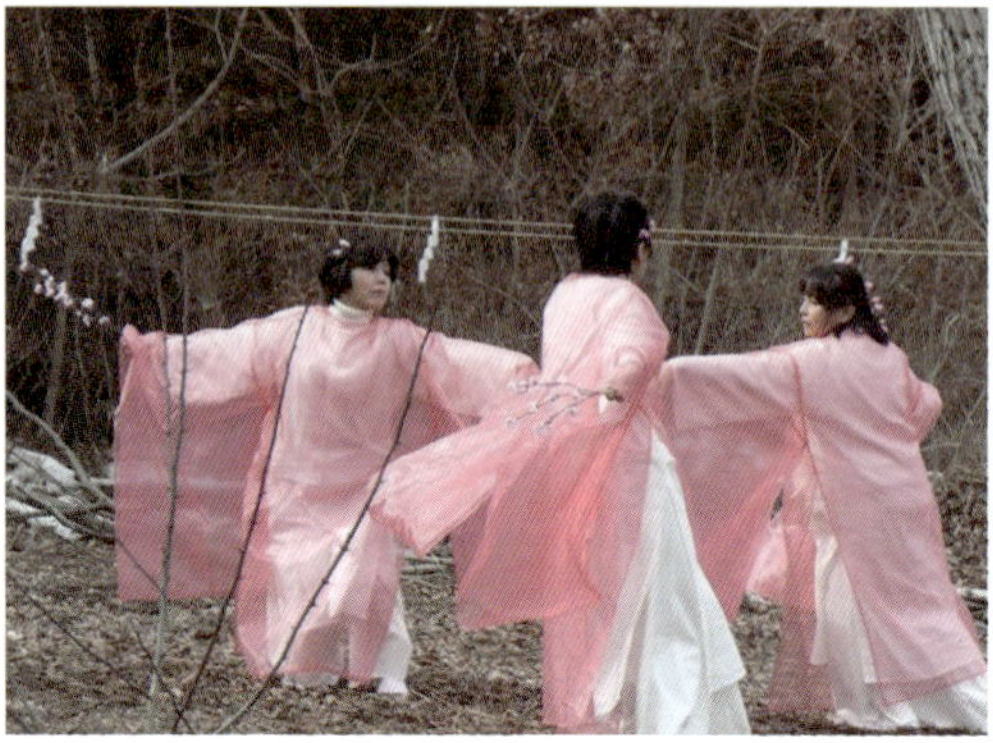

花陵苑（信州上田）

ない、そんな感じがしていました。

日常では妻であり母である役割を果たしているけど、それは本来の自分ではないような、そんなモヤモヤした感じでした・・それが教室では、本来の自分、素の自分に戻れた気がしたのです。

毎回の教室は、私にとってそのような場所であり時間です。

そのように感じながら体を動かしている時に先生からいただける一言は、すーーと自分のなかに入ってきて、「それが私が欲しかった言葉だ！」と思う時があります。私が今、何をすべきなのか、どこに向かおうとしているのか、それがパッとわかるようなことが毎回なのです。

その気づきを持って私はまた日常に帰り、日常の中でそれを活かそうとしています。（朱鷺羽《ときは》）

「かぐらサイズ」教室に初めて行った時にまず感じたのは、ゆっくりと体を動かすことの難しさです。そして日頃はいかに体を無意識に使ってきたかということと、自分の関節のかたさを実感しました。

教室は月に一度ですが、教室で習ったことを自宅で練習することがいかに大切かということもわかってきました。

自分の体については自宅練習時にも色々と気づきがあります。それをフィードバックしながら教室に参加していました。

そうしているうちに最初はかたかった関節の動きも次第に滑らかになり、体と会話する感覚が生まれてきました。

そして日々の体の使い方も変化してきて、昔の日本人のような所作が自然と身についてきました。

ゆっくりと体と対話しながら体を動かすことを日々続けて、丹田や中心軸がつくられると体と共に精神的にも整ってきて、より俯瞰《ふかん》して客観的に物事を見られる余

裕が生まれたように思います。（龍慶《りゅうけい》）

子供のころから、神社の巫女舞にあこがれていた私でしたが、探してみると、教えてくださる教室の少なさに驚きました。

「もっと、一般の人でも通える教室があったら・・・」と考えていた矢先、友人の紹介で「かぐらサイズ」教室に出会いました。

教室に始めて参加して感じたのは「優雅に動きたいのに、自分の関節が思うように動かない・・・」というもどかしさでした。

教室で覚えた「ユラフル」の運動を3ヵ月くらい自宅でも実践したところ、少しずつ、少しずつ身体に柔軟性が生まれ、手先に美しい表現が出てきた時は、嬉しかったです。

日頃、会社に勤務している私は、忙しさのなか、いつも肩や体がこわばるので、「フル」という余分な力を「祓《はら》う」エクササイズが役に立っています。

また、体のかたさは心のかたさでもあることに事実として気づかされたのが、太礼神楽の精神を伝える「愛氣《あいき》」「和《やわ》らぎ」という言葉との出会いでした。「体は意《い》に沿うもの」と教室で教えられましたが、体や心のかたさを「何とかしよう」「やっつけよう」と敵視していては、いつまで経ってもかたさがほぐれない自分がいました。

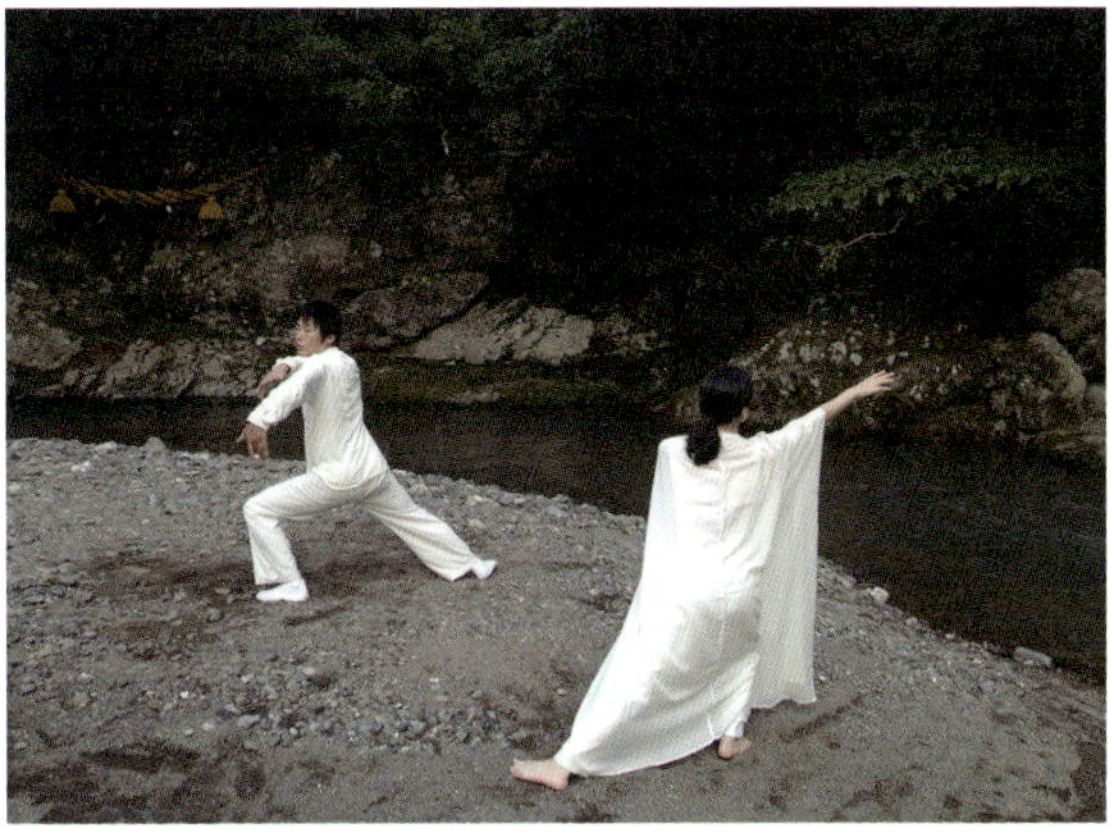

鵜の瀬（若狭）

ところがどうでしょう。「愛氣・・・和らぎ・・・」と心に思いながら体を動かすと、自分でも驚くほど体がやさしく、やわらかくなるのです。

それは・・・体もこわい人より、やさしい人の方が協力したくなりますよね？

今、私は自分が「愛氣・和らぎ」そのものになれるよう、それを表現するエクササイズに夢中になっています。（香久乃《かぐの》）

現代科学をベースとした常識にとらわれていると、高名なブランドに心魅かれてしまい、未知で無名なものに対しては、反射的に自分の持っている知識の範囲内で評価・判断を下してしまっている習性にみんなは気づいているでしょうか。

自分の直感を信じて実行する新しい時代が既に到来していて、「かぐらサイズ」は、直感の時代に生きる実践体感覚の哲学ともいえると思います。

ユラフルは、もしかすると、一見弱々しくてもの足りなさそうに思えるかも知れません。しかし波動の世界では、もの足りなさそうに見える精妙なものこそが実は、エネルギーが高いのです。

また、形あるものは、固有の周波数を持っています。「かぐらサイズ」という型を起こした師の意思の周波数こそが奥義でもあります。

堅く縛った縄を震うことでゆるめ、ほどくことが出来るように、振動こそが扉を開く鍵であります。

自縛している自分自身をユラフルにより肉体を和らげていく毎に、体と心の関係性を知ることが出来るようになり、心を練磨することで体と心と氣の関係性がわかり出します。

体の波動伝導率を高めていくと、肉体感覚は軽くなり、体の重心が落ちることでバランスが取れ、心も落ち着いて来ます。

更に本来的な和らいだ体へと初期化していくことで、間脳・松果体から振動刺激されて、やがて奥に眠る本来的自己が揺り起こされるのです。肉体レベルで理解して行えば、ラジオ体操のごとく、ただのエクササイズに留まることでしょう。

百聞は一見にしかず、百見は一触にしかず、百触は一悟にしかず、「かぐらサイズ」教室は、そのコツの学びの道となります。（白胤《はくいん》）

太礼神楽との出会いは、知人の紹介でした。「とてもあなたに合うと思うよ」と熱心に勧めていただいた為、何がどう良くて何がどう合うのかイメージすら出来ないまま、これも有り難いご縁だと思い、運動嫌いでありながらも始めてみることにしました。

練習初日、基本姿勢にクル、フル、ユラ。それに呼吸法などを習い、日頃の運動

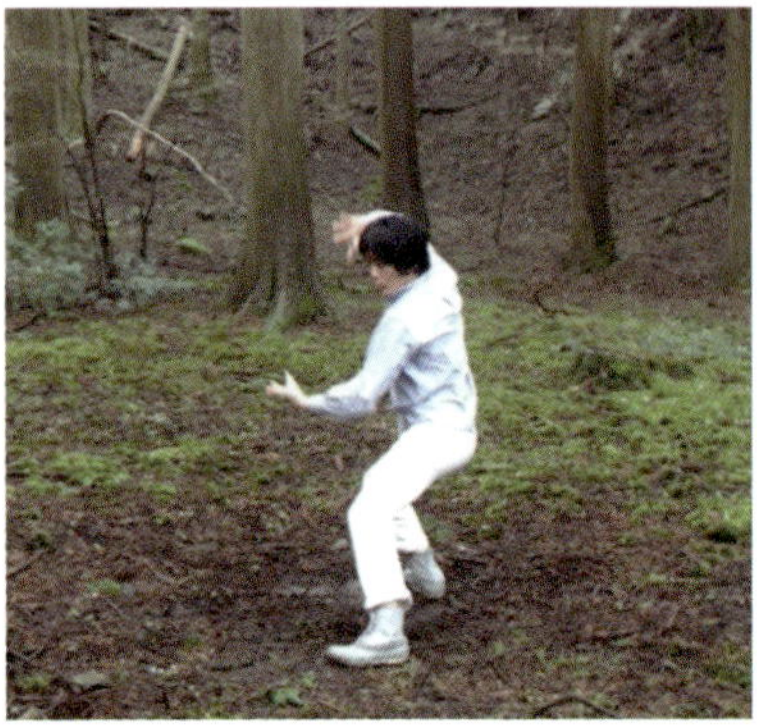
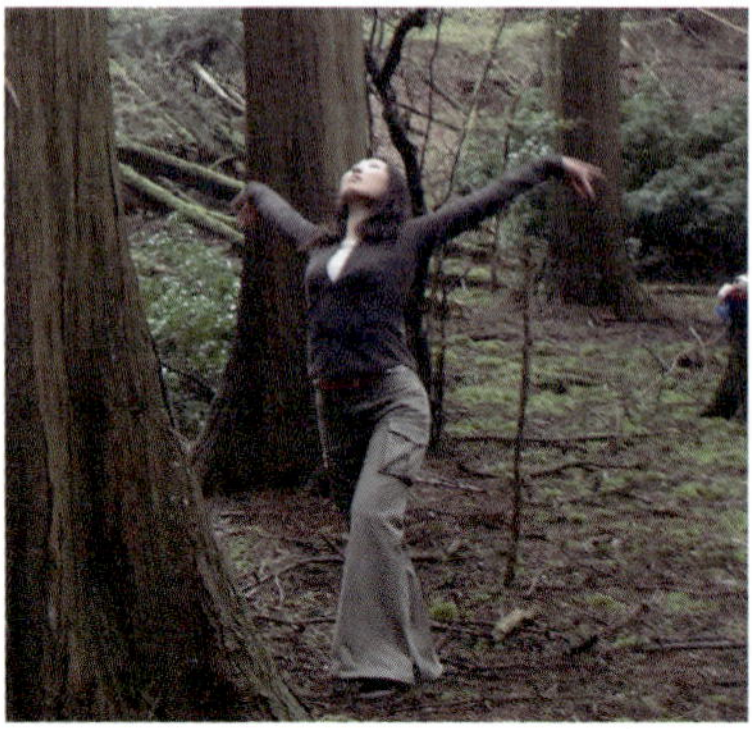

比叡山

不足と姿勢の悪さを思い知ることになりました。

こんな自分が続けていいものだろうと不安にもなりましたが、やっていて気持ちが良くて楽しかったので、「才能がない」と先生に言われるか、心底嫌になる日がくるまで頑張ってみようと決意したのでした。

それから、はや数年、最初は月に一度の教室の日にしか練習をしなかった私が、今では、ほぼ毎朝、舞も含め自主練習するようになりました。

よく分からないけれど何となく楽しいから月に一度練習に参加する、という状態から、舞の型を習い、先輩方の舞を見ているうちに、自分も同じように格好良く素敵に舞えるようになりたいと思うようになり、早く覚える為に家で練習を続けているとある日、やるのとやらないのでは、心身の軽さが違うことに気づきました。しかも気分爽快になるので、毎日のように続けるようになり、今に至っているのです。そして今では、氣の流れや統一状態に入り、宇宙とのつながりを感じるまでになりました。

ただの思い込みだと言われればそうなのかもしれません。

それでも私は、舞っている最中、うまくは言えませんが、「自分」という境界など無く、本当に全てが一つで、全てで宇宙なのだと感じます。

そしてその一体感が気持ちよすぎるぐらいに気持ちよくて、やめられなくなりました。

いつかは師匠のように、愛氣でまわりを癒せる舞人になれるよう、まだまだ精進していきたいと思います。

紹介してくれた知人をはじめ、太礼神楽に出会わせてくれたすべてのご縁に心より感謝しています。（月篠《つきしの》）

皆さん、それぞれに自分の思いを語ってくれてありがとう。このように書いてくださって私も大変嬉しいです。皆さんの文章の後ろに示したのは、私、沙羅葉と同じように、太礼神楽を舞うためだけなく、人生の課題に取り組んでいく為にそれぞれにいただいた「伎号」です。

「また、頑張ろうとの元気を頂ける場」と言ってくれた鈴台与さんはまさに、エネルギーチャージの場としての教室を感じてくれているのだと思いました。

主婦の朱鷺羽さんにとっては、本来の自分に戻れる場であり気づきの場。だから、伎号に、天空に飛び立つ鳥の名「朱鷺」と「羽」の字がつきました。

もちろん、このような気づきが毎回起こるというのは、鈴台与さんや朱鷺羽さん自身が、何かに気づこうとする意志を強く持って参加されているからでもあります。

龍慶さんは期待の男性神楽の担い手で、整体師の仕事をしながら教室に通ってくれています。それだけに体の観察がするどいですね。今、「ユラフル」に夢中だという香久乃さんは内面の洞察力も増してきました。白胤さんは、合気道を修練しながらの太礼の道の求道者です（※白胤さんも男性です）。

最後の月篠さんは、この本のワークの撮影部分のモデルを引き受けてくれました。月篠さんは、会社務めをしながら毎朝の練習を欠かさず、一番の舞手に成長しました。まさにマニボディの見本で、私も嬉しい限りです。

「かぐらサイズ」からつながる、生き方の極意《ごくい》

私自身、マニボディを目指して「かぐらサイズ」のワークをするうちに、自分の体を通してわかってきたことがあります。

そのひとつは、最初にお話ししたように、体のかたさは実は心のかたさからつながっていること。そして「体をやわらげていこう」という意識と努力が心の和らぎにつながってくるということ。

それからマニボディワークをゆっくりと、意識を動かしている箇所に集中しながらおこなっているとわかってくることなのですが、自分の体についてこれまで感じてなかったことが感じられてくるということです。

それを私は教室でワークを始める方に、「体との対話を始めましょう」という言

葉でお伝えしています。たとえば、「足首のクル」をしている時、「あれ？ 右より左が動きにくい」と感じます。そうすると、左を右の倍、クルクルしたくなるかもしれません。逆に、「あ、今日は動かすのをやめておこう」と思うかもしれません。

「それはなぜ？」そのように、語りかけて体からの返事を待ってみる・・・このような対話が、静かにゆっくりとワークすることで始まるのです。

気づきは人によって色々、日によって、そして進化具合によって色々です。自分の体と会話しながら日々を生きることは、意識を眠らせずに生きていくことにつながります。

次に、「常に胸を開く意識をしましょう」と私は強調したいのです。現代人は、とても姿勢が悪いと言われています。まさにそのとおり。私も例外ではありませんでした。若い頃から猫背と巻き肩です。

猫背は背骨が曲がっており、巻き肩は、胸が縮み、肩が前に丸く入り込んでいるのですが、「かぐらサイズ」のワークには、この姿勢を矯正していく要素が多く組み込まれています。

私も当初、教室でワークした翌日にはしっかりと腰が伸びて「胸が開いた！」という実感があったものです。胸が開くと呼吸も楽になり、ますます良い循環が始まります。それに、胸を開いて生活していくことは・・・？　つまり、言葉どおり、前向きに生きていくということ。

「体」と「言葉」と「思い」をひとつにするとそれが実現していくことにつながる、この宇宙の原則を「体」を動かすことで実際に実践していきましょう、それが「かぐらサイズ」マニボディワークなのです。

最後は太礼神楽の極意《ごくい》から生き方の秘訣をお伝えします。それは、「自分の感情においても、直線的な部分を曲線に変えていきましょう」ということです。

感情の直線的な部分ってわかりますか？　かたい体もそうですが、感情も直線的にパパッと反応することがありますね。

東伯師は、「魔は角度を好んで侵入する。角度があれば身を隠せるからね」と言われます。逆に曲線は様々なところを調和する秘訣なのです。舞を練習することによって、丸い体、曲線的な動き、やわらかい言葉、自在な思い、まるく人と接する、しなるような曲線的な生き方・・・そういう自分になっていく。

そしてすべては曲線がつながった螺旋《らせん》で進化します。そういうような感覚がつかめるようになるのも体を動かしてこそ、と私は実感しています。

コラム　魔法の柔軟度アップ法

太礼神楽を始めたばかりのころ、こんな自分が神楽を習っているというのも気恥ずかしくて、この本のはじめに書いたように、「私の体、本当にかたいのですよ」と先に防護線を張っていました。

そんな時、新しく会った方から、ずばり「体がかたいってそれは心がかたいってことですね」と言われて、グサリ。

というのは、その頃は「私、体はかたいけれども、心はそんなことない！」と思っていたのでしょう。

これこそが心がかたい証拠。今の自分と比べると、確かに確かに、心もかたかった。今は「いつでもやわらかい心でいることに、まだまだ未熟な自分です」と素直に言うことができます。

和らぎの道は、心も体もやわらかくしていく一筋の道なのです。

でも、見えない心をやわらかくするよりも体に向き合う方がわかりやすい。

これはいつも私がメンタルヘルスの講習でお話しすることなのですが、見えない心を、見える体で感じようとする方が、簡単な場合が多いのです。

その意味で、日頃のユラフルの運動は貴重です。全体がやわらいできます。

でも、私のように特に前屈が苦手な方。その方には、とっておき！驚きの柔軟方法があります。

それは息を吐きながら曲げていくことです。こきざみに息を吐きながら曲げてみましょう。これも呼吸法の効用ですから、ここでも呼吸は大切です。

しかももう一段階の柔軟度アップの方法があります。この方法の発見には、私もびっくりでした。

それはズバリ！「あ」の音を利用することです。

「あ」はすべてを解き放っていく言霊。

試しに「あー、あー、あー」と音を出しながら息を吐く・・・これをやってみてください。

あら、不思議～～前屈度がどんどん増していきますよ～。

このように自分の体と向き合うと、体がいろんなことを教えてくれるようになってきます。

「生まれつきだ」などと決めつけずに、ご自分の体を楽しんでみてください。

これは、いつもやわらかい心でいる秘訣のひとつです。

第７章

静かに舞う自分への旅

低下した「生命エネルギー」を復活させる舞のワークによって、
自分自身のなかに入っていく時間を持ちましょう。
自分の心と体に注目する1日10分間。
マニ(丹田)の強化で、自分自身への旅を始めましょう。

各地でおこなった神楽祭礼

太礼神楽の最初のお披露目は、２００６年2月、京都町家でおこなわれた「風の舞」でした。

これは、「今日に伝わる神事の作法に神楽舞を加えた祭礼を能舞台でおこない、古来より我が国に伝わる文化の源流といったものに思いを馳せる」という主旨で開催された、とても神聖な会でした。

私が初めて東伯師の神楽を見たのもこの舞台です。これを機会に神楽師としての舞と祭礼を復活された東伯師は、２００7年に京都府（丹後）の磯砂山での「天女の祝祭」をおこない、この時から太礼神楽の舞と祭礼の形が明確になってきました。

その後の主なところでは、２００8年、同じく丹後での新井崎《にいざき》神社での「龍翁《りゅうおう》の祝祭」、２０１０年、徳島県美馬郡での「天地《あわ》の祝祭」など数々の祭と舞を執《と》りおこなってきました。

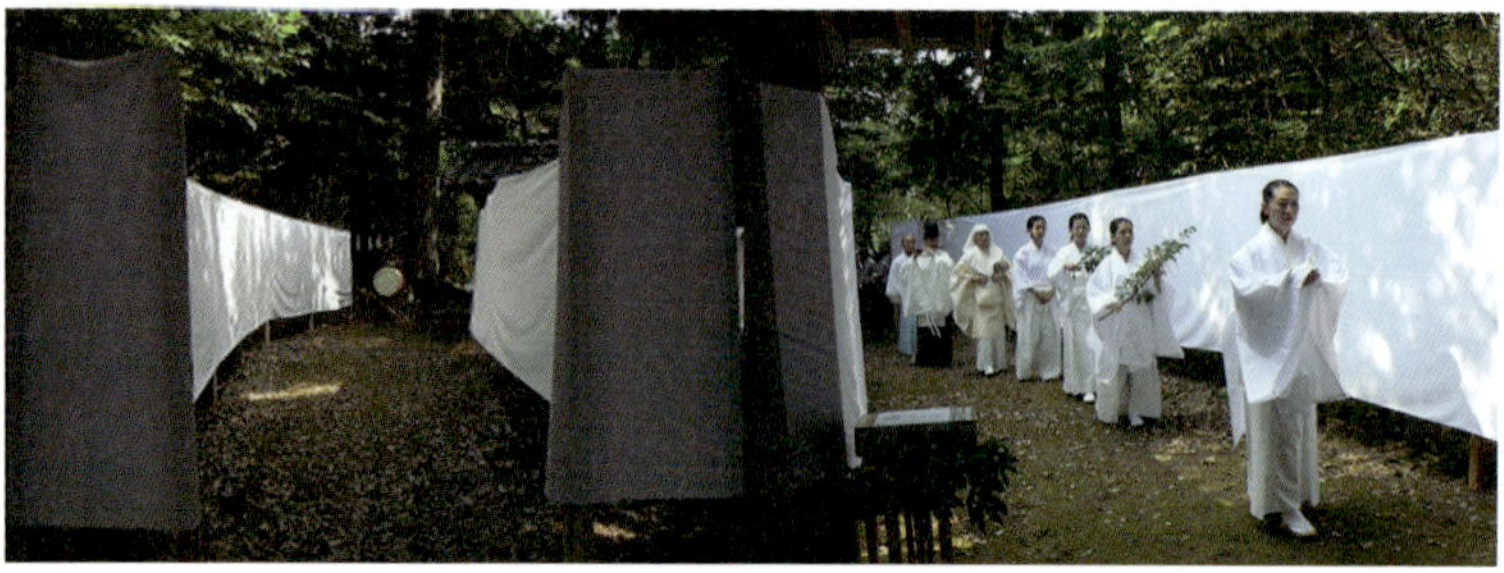

「天女の祝祭」神楽練舞

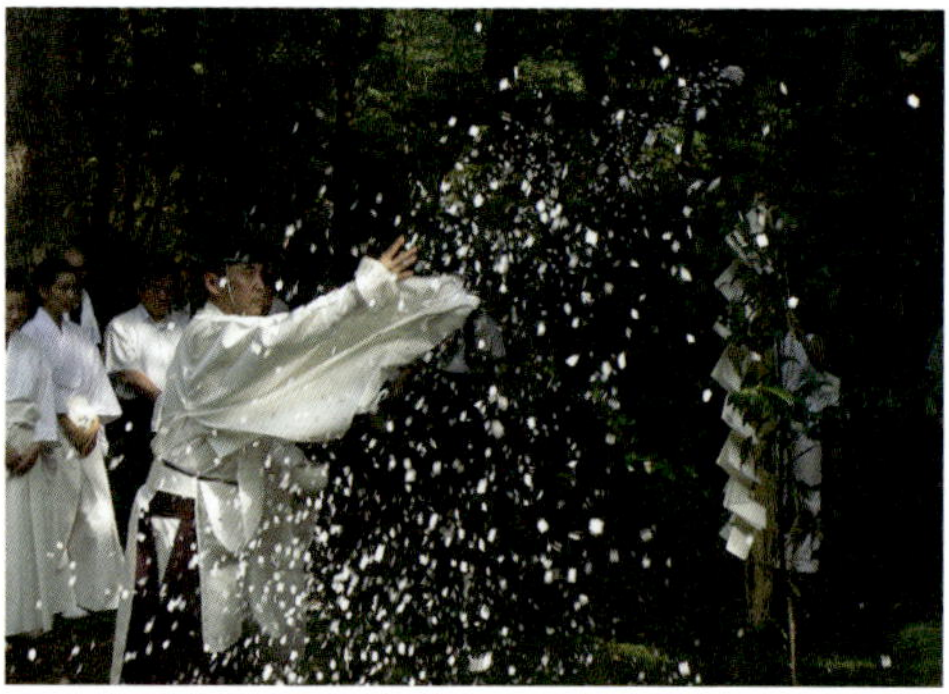

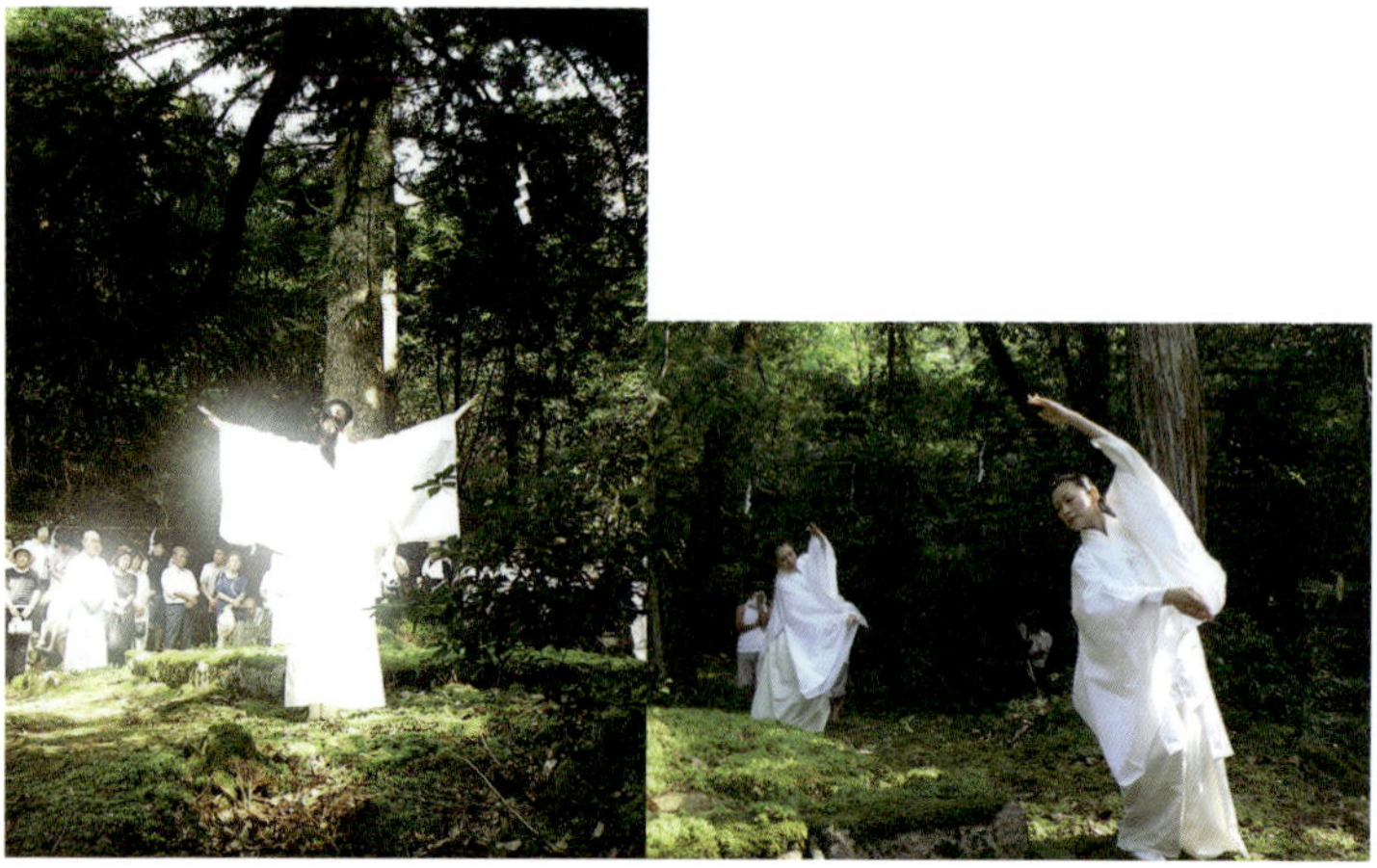

丹後・天真名井（磯砂山御池）

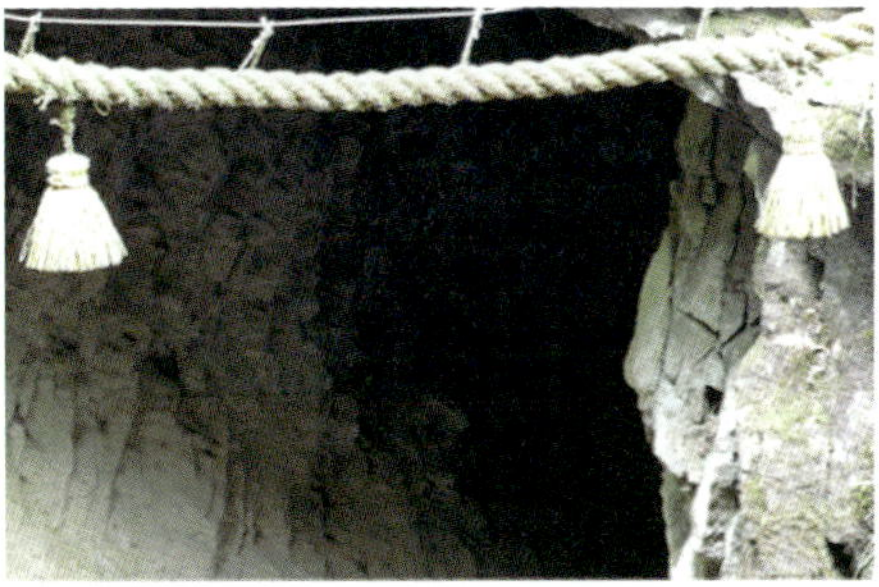

「天地の祝祭」神楽練舞

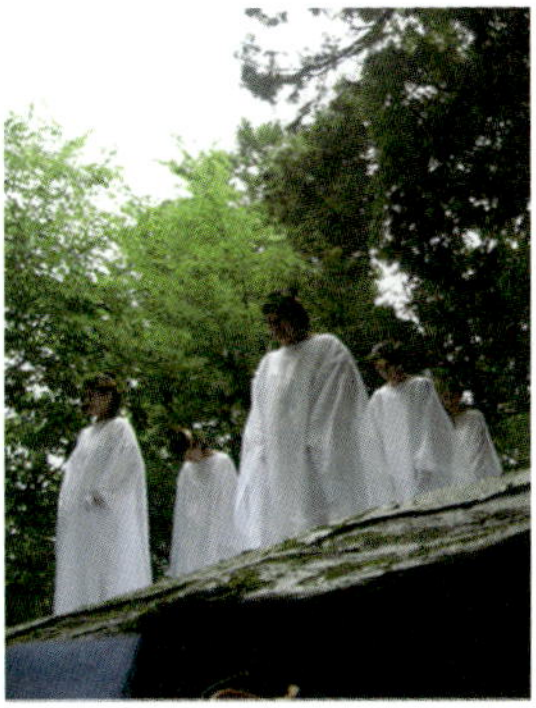

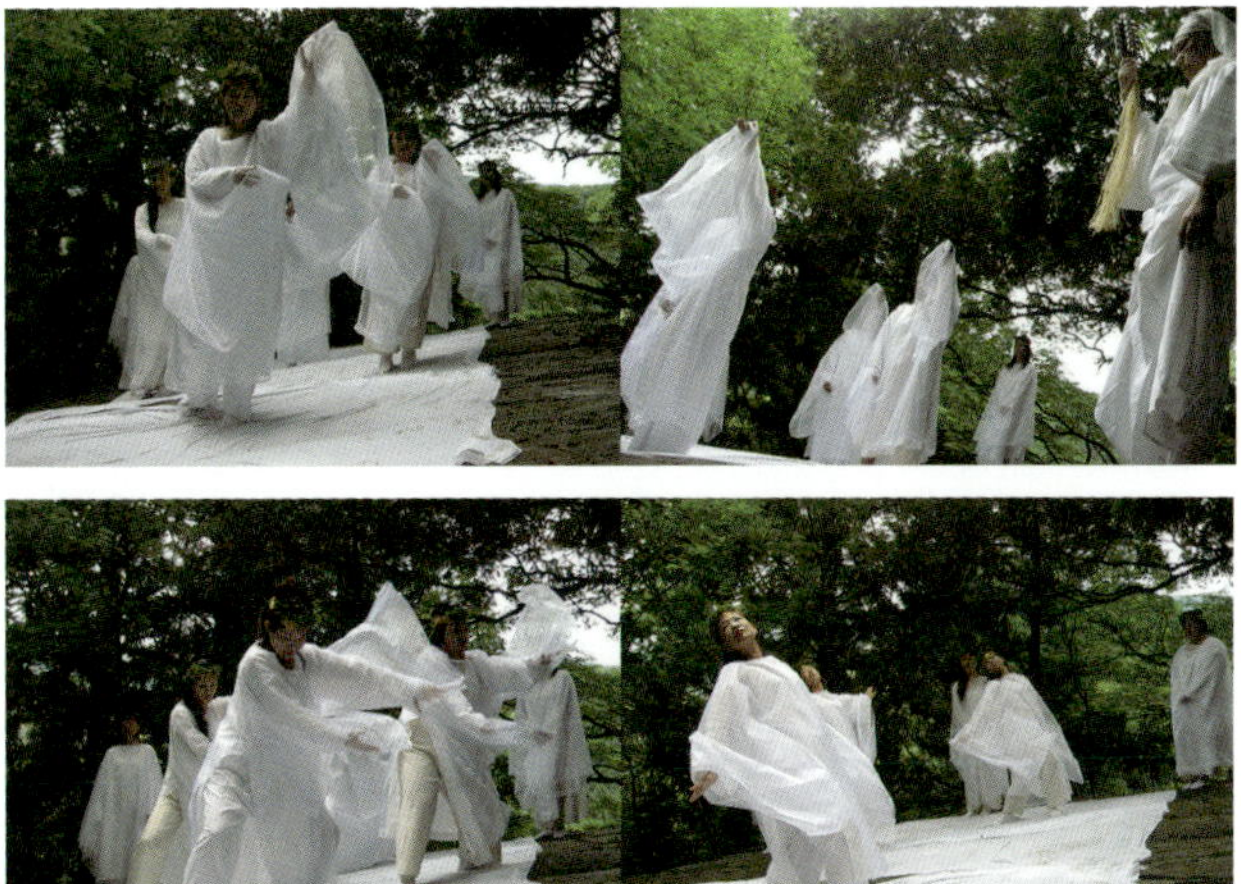

阿波・天岩戸（剣山一宇）

こういう祭礼を通じて太礼神楽がどういうものであるか、弟子の私達にもわかってきました。教室で学ぶことは、日常で活かすと共に、非日常の聖なる世界で自分と向き合うことで研《と》ぎすまされるのです。

この中で、特に私の思いが強いのは、やはり「天地《あわ》の祝祭」です。私が徳島県生まれであることも関係していますが、大雨の中の準備、祭礼が終わるとピタリとやんで、祭礼をしているまさにその場所のみ青空になるなど、神秘で神聖な体感として一番の祭礼でした。

「かぐらサイズ」のマニボディワークの背景にはこのような神聖な祭礼と舞の作法、その実践があります。

こうした経験を通じて私は、神楽舞は人に見せる為に舞うものではなく、神の依《よ》り代《しろ》としてみずから神を招いて動くものですが、この「神」という存在について、宗教的な観点、神話的な観点からではなく、天地宇宙のエネルギーとして理解出来るようになってきました。

「宇宙とつながりたいから」と言って教室に来られる方も多くおられます。宇宙とつながるとは、人それぞれの観点ですが、神楽を舞うことによって体で感じ取っていく玄妙《げんみょう》で神聖な世界、そこにひとときでも浸る事が出来たなら、私たちはこの三次元の既成概念の縛りから解放され、自由な魂となって軽やかに舞うことが出来る・・・そのような自己解放を目指すのは、「かぐらサイズ」上級の練習を重ねていくための目標であり、太礼神楽の目指すところです。

神楽・・・神も楽しむ舞は、私たちに「自分が何者であるのか」に気づかせてくれる方法のひとつだとして間違いありません。

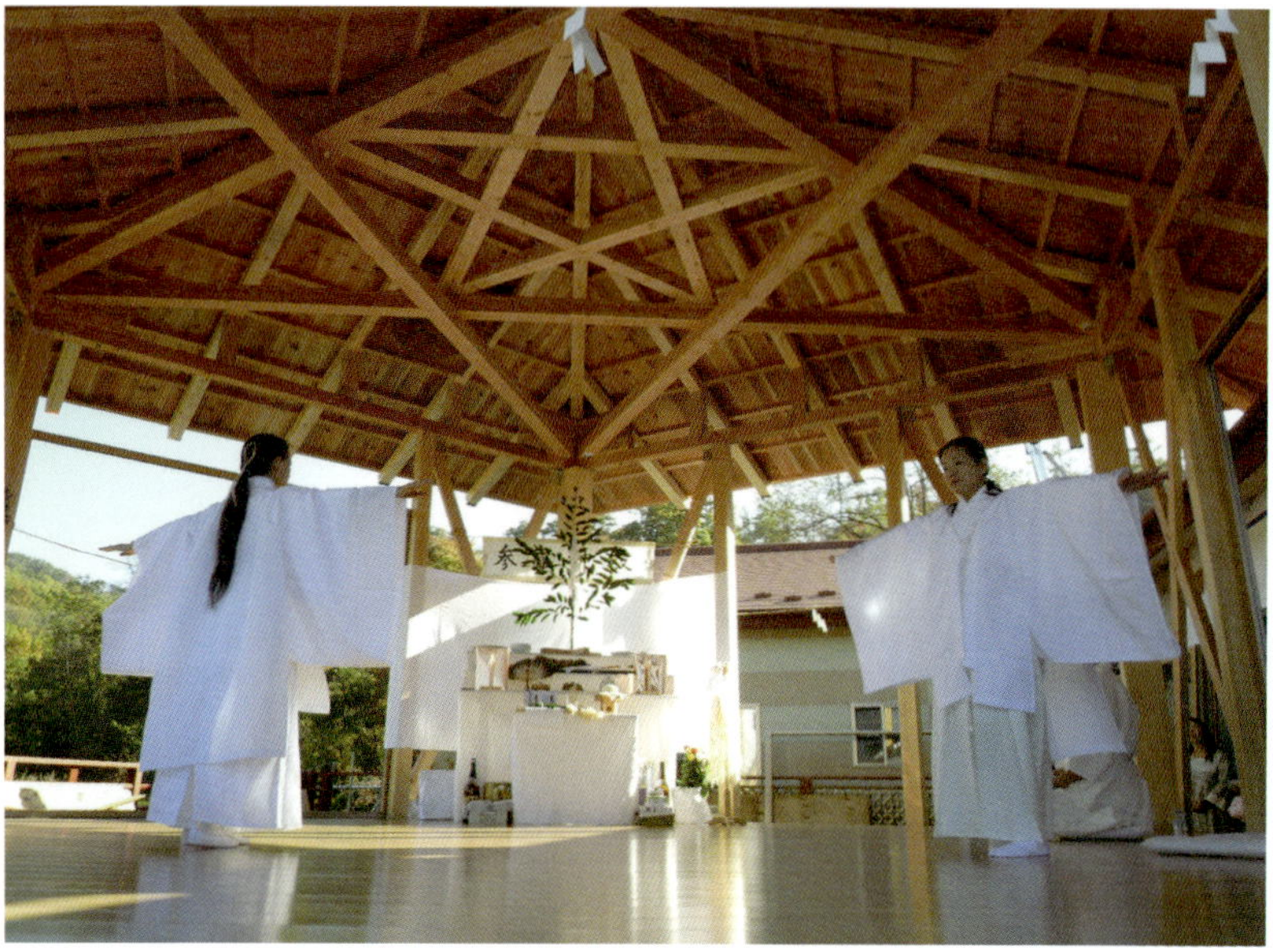

天寶璃宮（信州上田）

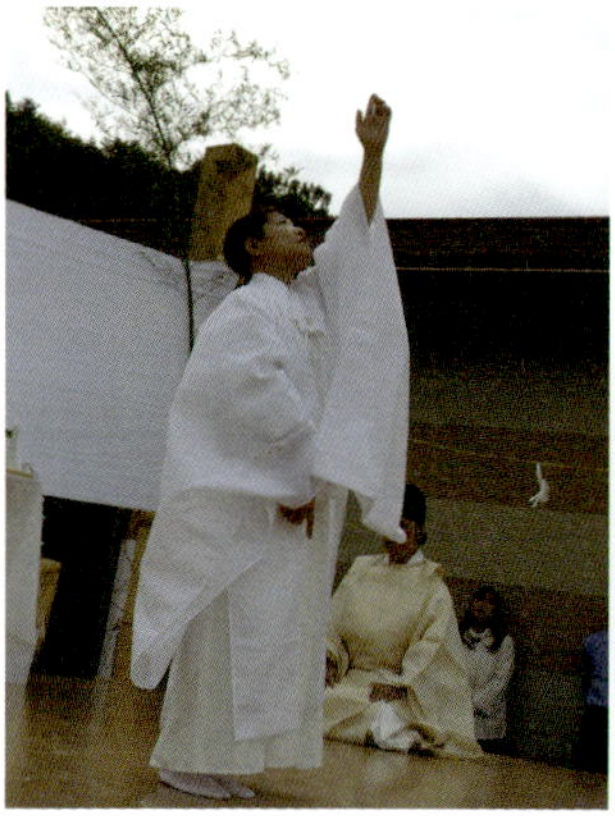

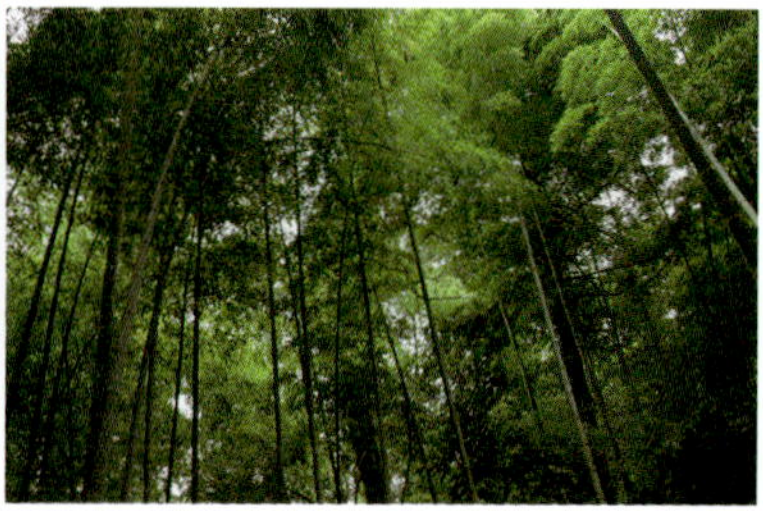

私の「アマテラス体験」

「古事記」における「岩戸開き」とは、スサノオの乱暴に怒りを持ったアマテラスが、岩戸にお隠れになった暗闇になった世界から、再び、アマテラスが岩戸から出られて光にあふれる世界になったことをいいます。

東伯師と出会ったばかりの時、私はアマテラスの岩戸開きのこの神話について聞いてみたことがありました。その時、東伯師が言われたことは、「岩戸開きとはエゴからの解放である」ということでした。

いきなり「エゴ」という言葉が出てきて私も驚きましたが、それはこういう意味でした。

「自分さえ良ければ良い」という自分本意の考えが自らの光を隠してしまう。「自分さえ良ければ良い」というエゴの暗闇から出ようと気づいていくことが「岩戸開き」であると。また、様々なしがらみや固定された考えにとらわれて自己開放出来ないことも岩戸に隠れた状態である」と東伯師は言います。

実はそれを教えていただく少し以前に、私は不思議な体験をしました。ある普通の朝のこと、突然、私の頭の中に、私のものではない考え「思いの固まり」のようなものが入り込みました。それは浮かんだというより、もっとはっきりした感覚で、突然に頭の中に生じる「思い」ですが、それまでの私からはなんの関係もない「思い」でした。

それをなんとかほぐして解釈してみると、このような言葉になりました。

「私が岩戸に隠れた時、大勢の者が岩戸の外で音曲を奏でたり、声をかけたりして私を外に誘うように力を尽くしてくれた。

けれど私は、誰が何をしてくれても外に出ることはなかった。

いったん隠れたからには、おめおめとすぐに出ていくことに私のプライドが邪魔をしたのである。

ところがしばらくして外からは、どんな音も声も聞こえなくなった。

あたりが静かになった時に初めて私は後悔した。

もう、私は皆から見捨てられたのだ、
頑固に岩戸の中にとどまった私は、皆を怒らせてしまい、皆は私のことを見限ったのだ、
こんな思いがわいてきて、私は寂しくて、悲しくて思わず涙した。

そんな時、急に外がこれまでに増してにぎやかになり、祭のような音がして、私を誰かが呼ぶ声が聞こえた。

もう誰に見捨てられても当然なほど頑固だった私を、皆は見限ることなく、祭の準備を整えて、私を外にいざなってくれたのである。

このようにして、私は岩戸の外に再び出ることが出来た。

この恩に報いずにおれようか」

仰天の内容でした。
「古事記」に詳しい私ではありませんでしたが、「私が岩戸に隠れた時・・・」とはアマテラスさましか思い浮かばないほどよく知られた物語です。

このような一人称の「思い」を私自身が突然に考えたのか？でも、自分の思いや考えであるとはその時もどうしても思えませんでした。またこのような設定の物語も読んだ覚えはなかったのです。

でも、この「思い」のなかでアマテラスさまの様々な感情・・・自ら制御が出来なかったほどの怒りがあったことへの反省、しかも落ち着いてみれば怒りも収まったのに、そのあげた拳の降ろし時に皆が外へ出る事を促してくれたにも関わらず、プライドが邪魔をしてその機を逃してしまった・・・そんな拗《す》ねた自分への後悔、その為に皆に見捨てられたと思った時のなんとも言えない寂しさ、
しかしそれは思い違いで、皆は自分を待っていてくれたと知った時の嬉しさ、お陰

で外に出ることの出来た安堵感と、何よりもそのように導いてくれた皆への感謝の念。

これらの感情がリアルに私の中で感じられ、最後の喜びの箇所では、思わず実際に涙を流していた私だったのです。そして何より最後の一言「この恩に報いずにおれようか」という言葉が私を貫きました。

これが本当のアマテラスさまの岩戸開きの時の状況だったのか、それはわかりません。それよりむしろ私自身の物語のように感じました。

というのは、「人の好意になかなか素直になれない」というのが、私の小さな頃からの性格でもあったからです。そんな自分に共通する物語のように思いました。

どんなにエゴが強固でも、エゴの岩戸から脱出する準備を世界は用意してくれている、大切なのは自分から外に出ることだ、扉を開けて・・・そして、そのような準備を整え待っていてくれるすべてに最大限の感謝をせよ・・と、これはそういう教えなのではないだろうか・・・と私は思ったのでした。

もちろんこう思うようになるまでに、アマテラスさまとは？　岩戸開き神事とは？

など色々と探求もし、考えもしました。

こういう体験もあってウズメの舞の世界に入ることになったのかもしれません。

ウズメさまは岩戸の外でアマテラスさまを導き出す為に舞い、これが神楽の発祥だとされています。東伯師の教えからすると岩戸から出すこと、つまりエゴからの解放を導くお役目です。これは死と再生という大きな転機のたとえとも取れますが、私はこのエピソードは、実生活のよくあることにあてはまるのではないかと思います。

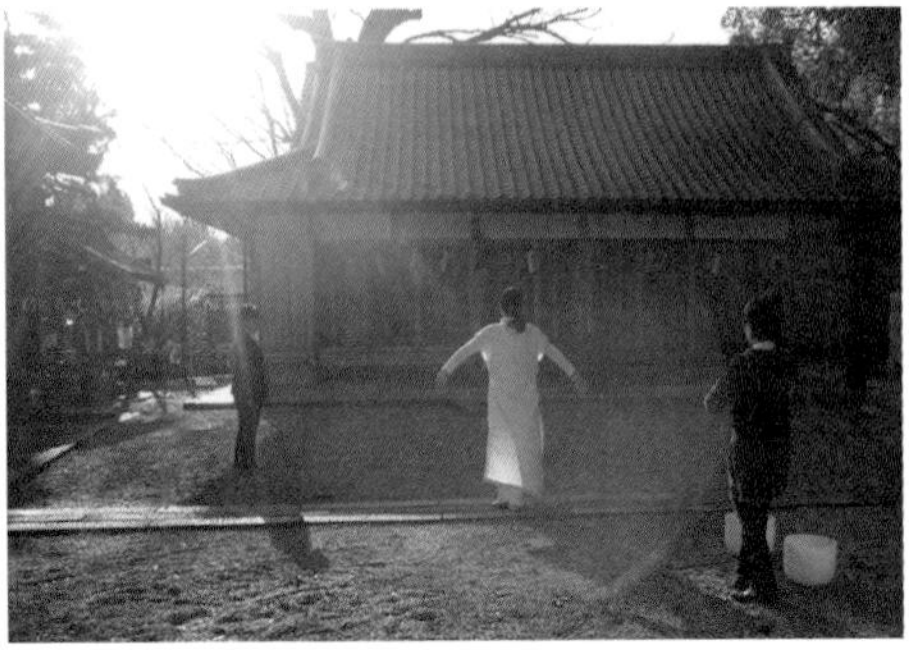
小夫天神社（倭笠縫）

ちょっとしたことで、怒りを覚えてしまう自分。ほらほら、また光が隠れたよ。暗くなってしまったよ。岩戸に隠れるとは、こんなエゴの自分に陥ったその時のことです。そう感じたならばすぐに自分で岩戸から出る努力をしましょう。それは、静かな舞の境地に入ること。回転するエネルギーを自分の中に呼び起こすこと。
つまり、私たち自身が、アマテラスであり、ウズメの二役であること。この二人の女神さまを自分の中に持っていると、私たちはいつも光の世界にいることが出来ます。

そしてもう少し深く考えるならば、回転する渦のエネルギーは、螺旋のエネルギーです。

螺旋は、万物を構成する、回転しながら動く曲線のエネルギー。
回転しながら、いらないものを削ぎ落としていく・・・
曲線によって、やわらいでいく・・・

このように神楽舞は、ひとつのことからもっともっと奥深いことへと私たちを誘い、神話から宇宙の秘密をも私たちに教えてくれます。

終わりに　日本人の意識の目覚め「岩戸開き」

さて、企業時代に自分の体を顧みずに無理したことがたたって、私は退職後すぐに子宮の全摘手術を受けました。手術の痛みも知り、薄いタオル一枚も腹筋の力なくては絞れないことを経験しました。

一方、術後すぐの弱り切った体から少しずつ、少しずつ回復してくる生命力。リハビリが始まり、一歩一歩、歩ける歩数が伸びることの嬉しさ・・・まったく力を無くしたお腹が新しく生まれ直したように力をつけていく過程は、私の大きな経験です。

私はこの体験によって自分の体の素晴らしさを実感したのです。この病気は、心理の面だけに興味を持っていた私に体の面での気づきをくれました。

そしてその後すぐに太礼神楽に出会った私は、新たなる領域を知り、それによる確信の中で、お腹の巨大筋腫のあった場所に自分で愛氣の玉を入れました。自分のお腹のマニの部分が光輝いているというイメージワークです。

このため、ホルモンバランスのくずれや後遺症もまったくなく、私はますます健康体になりました。

どんな選択であっても自分で決めて良き結果をイメージするならば、体はそれに応えてくれると信じて、私はマニボディ（自然の生命力に満ちた体）を選択したのです。逆に女性としての大切な臓器を無くしてしまった、と嘆いていてはどうだったでしょうか？　きっと様々な不調に見舞われたと思います。

このようにいかに意識が大切か、それは、ポジティブシンキングがいいとかネガティブが悪いとか、そんなラインを超えた意識からつながる宇宙の真実で、それが宇宙の秘密だと私は思っています。

今は多くの宇宙法則がオープンになる良き時代になりました。海外では東洋思想が見直されています。「瞑想」も「禅」も海外でブームだと聞きます。それを外国から教えてもらうよりも私たちは日本人として、もともと持っていたものを見直したいと私は思います。

それは、大いなる愛和の精神。「和を以て貴しと為す」と言われた聖徳太子のそのもっと前からこの日本の自然の中に満ちあふれていた愛の波動と宇宙の知恵だと思います。

東伯師は、日本の神話「古事記」を、3層に読み解くことが出来ると言われます。1層目はそのまま神話として、2層目は隠された歴史書として、そして3層目はもっと大きな秘密をちりばめた宇宙の玄理を解く書として。

私たちは、そのような知恵を残した古代の人々の子孫、まさに日の部族の子孫なのです。日本人の意識の目覚め、それは岩戸開きとなって世に光をあふれさせるでしょう。

その為にまずは、自らの体の神秘に気づくことが大切だと私は思っています。マニボディワークによる「マニ」の力の強化が、健康と美容の為だけでなく、あなたの岩戸を開く鍵となることを祈ってこの書を終わりにいたします。

あとがき

この本の冒頭でも書いたように、体の開放が苦手で舞やワークの認識に時間がかかった私に比べ、年ごとに新しく受講される方の習熟スピードが速まり、不思議なことに年々皆さんの飲み込みがどんどん早くなってきているのです。私や最初の教室生がなかなか覚えられなかったワークを新しい方がすんなりとこなされる、そんなことも多くなってきました。

「思うにこれが、宇宙に鋳型《いがた》をつくるということかもしれない」と考えたりもします。あることが生まれてそれが繰り返されると、どんどん加速して実態化してくるようなのです。とすれば、私や最初の教室生もそれぞれに、礎《いしずえ》としての役割を果たせたことになります。ましてや舞は渦ですから、小さな渦が徐々に大きくなってきているようにも思います。

このたび、こうして「かぐらサイズ」のワーク本の出版に踏み切ったのも、そのようになってきた今だから、文字と写真の解説によって皆さんにお伝えすることも出来るだろうと思ったからです。

ワークの説明には出来る限りのわかりやすさを目指したつもりですが、それでもわかりにくい点やもっと知りたいと思ってくださる点が多くあるだろうと思います。そのような方には、紙上の限界をお許しいただくと共に、ぜひ、実体験できる教室におこしください。一緒にワークいたしましょう。

また出版後は、教室だけでなく、ここに公開したワーク中心に伝授するセミナーやワークショップなどをもっと開催していきたいと思っていますし、マニボディワークは企業でのセルフケア対策にも有用だと思っていますので、オーガナイズしてくださる方がおられたら嬉しく思います。ご連絡お待ちしております。

「かぐらサイズ」のおかげで、私の思考はとてもやわらかくなりました。自然の美しさ、氣の流れに思いを馳せるようになりました。大きな変化です。美しい日本の流れをくむ「かぐらサイズ」も人々を癒し元気づけ、そうして広く実践されていくことを願ってやみません。

後になりましたが、ここまでご指導くださった東伯先生に心よりの感謝を申しあげます。また、今回の表紙および、ワークの写真モデルを引き受けてくれた太礼社中の月篠さん、教室の感想を寄せてくださった皆さん、「天鳥船」のイラストを描いてくれた練生《れんせい》のカサハラさん、これまで一緒に練習した太礼社中、練生、多くの教室生の皆さんのおかげで、「かぐらサイズ」の各ワークが生き生きと輝きを増してきました。共に学んだ皆様にもいっぱいの感謝を。

そしてこの本の編集にあたっては、東伯先生に監修をいただき、高橋さん、結水さんと共に美しく仕上げていただきました。表紙と第4章の写真撮影にご協力いただいた市竹さんにも大変お世話になりました。お陰さまで教室以外の方々にもこうしてマニボディワークをお伝えする本が出来上がりました。心からお礼申しあげます。

謝辞の最後になりましたが、太礼道神楽伎流にこれまで多大なるご支援を頂いております太礼道神楽伎流後援会「翁寿会」内田力会長に深く感謝いたします。

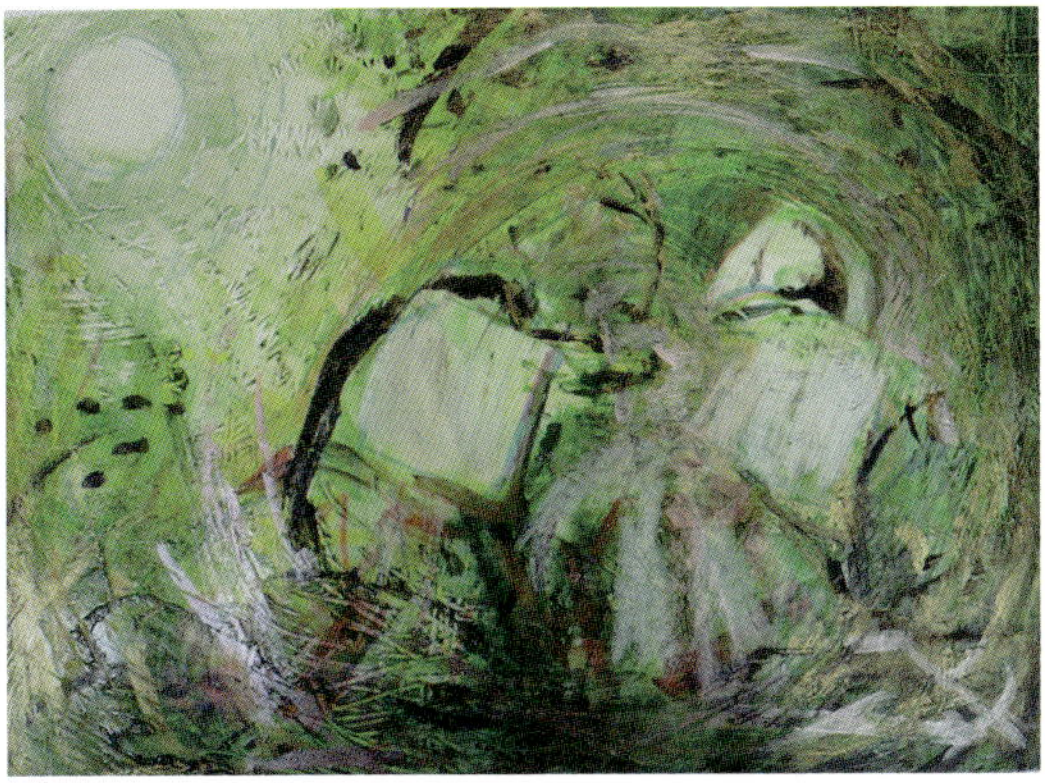

「天鳥船」画　練生カサハラユウコ作

infomation

「かぐらサイズ」教室案内

京都、奈良で定期開催。東京新規開催。
その他の地域ではご要望に応じて実施いたしております。

詳しくは「かぐらサイズ」公式Webサイトhttp://kaguracise.com
沙羅葉のブログ「かぐらサイズ〜神楽舞の基礎とマニボディワーク」(ameblo)をご覧ください。
また「太礼道神楽伎流」公式Webサイトhttp://taireidoh.net、facebook、mixiでも情報配信中。

著者紹介

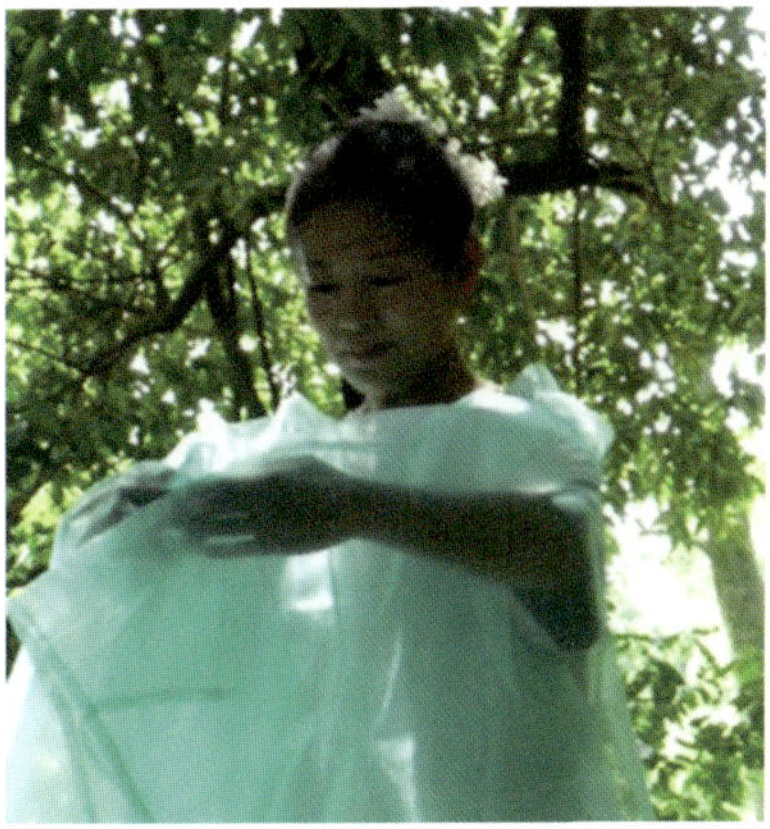

沙羅葉（さらは）プロフィール
沙羅葉は太礼神楽社中としての伎号。
関西大学社会学部産業心理学科を卒業後、大手流通企業に入社。
現場から管理職までを経験する。退職後その経験と心理学を活かし、
企業内社員研修、講演、公共機関によるメンタルヘルス研修講師や
カウンセリング活動を行う。そのような中、太礼道神楽伎流宗家の
東伯師と出会って師事し、太礼道神楽伎流師範となって現在に至る。
「一般社団法人　太礼道神楽伎流」理事。

神楽《かぐら》の舞《まい》から生《う》まれた「かぐらサイズ」

2015年10月27日　初版第1刷発行

著　　者　沙羅葉（さらは）

編集協力　株式会社コドウ
　　　　　株式会社ムーンフォックス

発 行 者　高橋秀和
発 行 所　今日《こんにち》の話題社《わだいしゃ》
　　　　　東京都品川区平塚2-1-16 KKビル5F
　　　　　TEL 03-3782-5231　FAX 03-3785-0882

印刷・製本　ケーコム

ISBN978-4-87565-627-2　C0077